Des mêmes auteurs, aux éditions Leduc.s

Anne Dufour :

100 réflexes Okinawa, 2006
La santé 100 % nature, 2008

Avec **Carole Garnier :**

Le Régime IG, 2006
Le Régime express IG minceur, 2007
Le Régime express IG brûle-graisses, 2007
Agar-agar : la nouvelle arme anti-kilos, 2007
Le Programme minceur agar-agar en 15 jours, 2008

Maquette : **ReskatoЯ**

33, rue Linné
75005 Paris
E-mail : infos@leduc-s.com
ISBN : 978-2-84899-219-8

ANNE DUFOUR CAROLE GARNIER

KONJAC COUPE-FAIM

LEDUC.S
EDITIONS

Sommaire

Ils aiment le konjac et ils nous disent pourquoi…

Marine, 36 ans, l'attrait de la découverte

« Il faut avoir goûté du konnyaku au moins une fois dans sa vie, c'est vraiment un aliment unique, comparable à aucun autre. Tout est "nouveau" avec lui : la texture, la saveur (neutre mais en même temps bien à lui), la couleur, l'aspect. Ça fait voyager ! Personne ne peut détester ça, comme on peut haïr le foie, les abats ou les épinards. On peut trouver ça "bof" mais pas détester, c'est impossible. Donc aucune crainte ! »

Tomoka, 47 ans, Japonaise, fan du régime konnyaku… sucré

« Le konnyaku gris est plus populaire dans le Sud du Japon, tandis que le blanc est davantage consommé dans le Nord. Pour ma part, j'habite dans le Sud, à 30 km d'Osaka, et j'ai une préférence pour la forme grise. Certaines familles en mangent beaucoup, d'autres moins, ça doit être comme en France avec certains légumes ou certaines viandes… La consommation varie aussi beaucoup en fonction des régions. Certains de mes amis en mettent dans quasiment tous les plats ! Mais personnellement, ce que je préfère, c'est le préparer dans une sorte de milk-shake avec des fruits. »

Jason, Américain, 24 ans
« Pour ma première tentative, j'ai refait un truc tout simple, vu chez un pote. On plonge le bloc dans l'eau frémissante, on le tranche en petits morceaux de la taille d'une bouchée puis on le fait sauter rapidement avec les légumes de son choix. Un trait de sauce soja, de saké, un poil de sucre, de piment de Cayenne, puis des graines de sésame en décoration, blanches pour du konnyaku gris, noires pour du konnyaku blanc. On sert et ça épate tout le monde. »

Angélique, 26 ans, aventurière culinaire
« J'adore goûter de nouveaux aliments. À l'étranger, je fais des descentes dans les supermarchés, au restaurant je prends systématiquement les mets que je ne connais pas, rien ne me fait peur. Dans mes placards de cuisine, on se retrouve forcément nez à nez avec un truc bizarre : de la méduse séchée, de la pâte de crevette, des sauces en veux-tu en-voilà... Alors évidemment, quand j'ai découvert le konjac, j'étais folle de joie à l'idée de cuisiner un nouvel ingrédient. Et j'ai adoré, surtout la forme en vermicelles ! J'en mets dans des soupes, j'en ajoute dans des poulets au curry, ça croque sous la dent et ça retient la sauce, c'est génial ! »

Maki, 41 ans, rusée !
« Ma technique pour faire manger du konjac à ma famille, c'est d'en mettre quelques dés dans une soupe et de les faire mijoter quelques minutes. »

Ubosan, 27 ans, gourmand et gourmet
« Quand il est sauté, le konnyaku prend le goût de l'huile dans laquelle il est préparé. Du coup, j'adore utiliser de l'huile de sésame, très parfumée. »

Alain, 38 ans, passé de 110 à 70 kilos
« J'ai perdu plus de 40 kilos grâce au konjac. Ça a pris du temps, environ 1 an, mais je fondais chaque semaine de quelques kilos, sans heurts, sans frustration, sans faim. Je le dis haut et fort ! D'autant plus facilement qu'à l'origine, c'est mon médecin qui m'a prescrit cette merveille : je devais prendre des gélules avant les repas. Je n'y croyais pas trop, ayant déjà essayé presque tous les régimes par ordre alphabétique et m'apprêtant à passer à la chirurgie gastrique, en désespoir de cause. C'est vrai, en théorie, il suffit de manger varié et équilibré et de faire du sport pour ne pas prendre de poids, pour en perdre, pour avaler suffisamment de fibres, etc. Sauf que voilà : on a beau répéter ça depuis des années, des décennies, le surpoids continue d'augmenter. Clairement, il y a donc un problème. Chez certaines personnes, ce "manger mieux et bouger plus" n'obtient pas les effets escomptés, ou est tout simplement inapplicable – pour des raisons de santé ou de frustration intense. Évidemment, il faut réapprendre à manger, évidemment il faut arrêter les frites, les glaces, les pizzas, les gratins, le gras et le sucre en quantité énorme. Mais la question est "comment ?" Croire que du jour au lendemain on peut remplacer tout ça par des carottes râpées ou des rondelles de tomate est un leurre ! Pour y parvenir, pourquoi refuser un "coup de pouce", surtout s'il est naturel et sans danger ? Le sous-entendu "il faut souffrir pour maigrir", avec ses relents judéo-chrétiens, a fait long feu. Plutôt que de laisser les gens se gaver de n'importe quel complément alimentaire, de s'inscrire à une salle de gym où ils n'iront pas, de s'affamer, de détester leur corps trop gros, de passer sur le billard pour se faire

opérer de l'estomac (avec des conséquences négatives possibles sur leur bien-être, leur santé, etc.), franchement, mieux vaut leur conseiller le konjac ! »

Myriam, 49 ans, « dans l'estomac plutôt que dans la tête »

« La plupart des personnes en surpoids ont plus faim que les autres. Et c'était mon cas : voilà pourquoi je n'arrivais pas à maigrir, je finissais toujours par craquer et grignoter dans la journée. Des trucs horribles bien sûr. Cela n'a rien à voir avec "manger trop", "ne pas savoir s'arrêter", "grignoter sans cesse" ou "être faible, sans volonté", mais juste, cette faim. Tout le temps. Malgré une alimentation normale et suffisante. Vous vous imaginez, vous, avoir tout le temps faim ? Comme moi, vous ne penseriez qu'à ça, du matin au soir. Certains jours, vous sortez de table après avoir copieusement mangé, et à peine debout, ça recommence, cette sensation d'estomac vide, de manque. C'est physique, pas du tout psychologique. Vous avez beau savoir qu'en toute logique, votre estomac est plein puisque vous venez de le remplir. Mais non. Lui, vous dit l'inverse. Contrôler l'appétit est la clé du succès pour mincir, et la plupart des patients auxquels on conseille des régimes mal équilibrés, hypocaloriques ou trop restrictifs ne peuvent tout simplement pas y parvenir car ils ont faim. Et calmer l'appétit, le konjac fait ça très bien. J'en suis la preuve ! »

Merci à Lise et Takahiro Arada
pour leurs recherches et leurs témoignages.

Introduction

Vous souvenez-vous des éponges magiques ? Quand vous étiez enfant, ces minuscules petites boules compactes se déployaient en magnifiques animaux ou fleurs une fois au contact de l'eau du bain. On en trouve toujours aujourd'hui, mêmes si elles sont un peu moins à la mode. En tout cas, c'est exactement ce qui se passe avec le konjac dans votre estomac.

Le balayeur de l'intestin

Bien avant la folie des régimes, le konjac a toujours été, traditionnellement, considéré comme un nettoyeur interne de première classe. Il « balaie » le système digestif, favorise le transit, piège les poisons et toxiques avant qu'ils n'atteignent la circulation sanguine et élimine tous ces indésirables par les voies naturelles. Heureusement, il sait se faire si doux qu'il se hisse sur le podium des aliments convoités par les infortunés possesseurs d'intestins irritables. Au-delà de cet aspect santé classique, ses propriétés minceur le propulsent désormais sous les feux des projecteurs pour une belle carrière antikilo.

Les casquettes du konjac

Le « Régime Konjac » (Konjac Diet) fait régulièrement fureur au Japon. En fait, dès qu'il y a quelques kilos à perdre, le konjac n'est jamais loin de la table des Japonais. Le Régime Konjac fait d'ailleurs partie des 100 meilleures méthodes pour perdre du poids au pays du Soleil Levant, où, comme chez nous, plus d'une femme sur deux imaginent, à tort ou à raison, être en surpoids ! Son atout majeur : couper la faim comme nul autre aliment. Dans la quête du Graal minceur, parmi la multitude d'aliments « miracles » prétendant à ce titre, il y a beaucoup d'appelés et peu d'élus. Et encore moins capables d'affirmer qu'ils prennent autant soin de la ligne que de la santé. Le konjac fait partie des heureux gagnants.

36 questions réponses sur le konjac

Le konjac appartient à la famille des aliments « bizarres » qui aident à mincir. C'est pour en savoir plus à ce sujet que vous avez acheté ce livre. Mais le konjac ne sert pas seulement à ça, et nous espérons vous montrer ses multiples facettes pour vous décider à le tester. Partez avec nous à la découverte de ce « super aliment » vraiment fascinant !

Généralités et aspects diététiques

1. C'est quoi le konjac ?

Une plante, appelée *Amorphophallus konjac.* Sa racine est utilisée en alimentation traditionnelle japonaise depuis plus de 2000 ans, telle quelle (comme n'importe quel légume), ou en produit transformé (konnyaku, pâtes, biscuits...).

Botanique : le konjac, un vrai haricot magique !
L'Amorphophallus est une plante étrange. Il fait partie de la même famille que le yam, même s'ils ne partagent aucunement les mêmes propriétés. On l'appelle aussi « racine pied d'éléphant » en hommage à son rhizome tubéreux démesurément grand, sphérique, de 70 à 80 cm de circonférence, pesant 3 à 4 kg, un peu comme une immense betterave, couleur mise à part ! Plus de 130 espèces différentes de konjac poussent en Asie, mais seul le Japon en consomme en tant qu'aliment. Les curieux de nature s'étonneront sans doute qu'à l'inverse des autres plantes, dont les racines partent du « pied » pour descendre sous la terre, celles de cet admirable végétal partent du « dessus » du tubercule pour former une épaisse tige.

Après l'éléphant, le serpent…
Ses marbrures vertes, jaunes, blanches ou brunes lui valent cet autre surnom de « palmier serpent » : la tige ressemble effectivement à la peau écailleuse d'un serpent.

Chaque tige possède une unique feuille. Parfois, une fleur se risque à éclore avant l'apparition de la feuille. Et la plante grandit à toute vitesse… comme le haricot magique ! Elle atteint en général 1 m à 1,5 m.

Donnez votre âme au diable !
Le konjac est aussi connu des Chinois que des Japonais. En Chine, où il jouit d'une grande popularité, on le trouve sous les noms de *moyu* ou *juruo* : il entre dans l'arsenal médical.

Au Japon, on le consomme principalement comme aliment. Il s'appelle tantôt *konnyaku* tantôt *shirataki* en fonction de la forme qui lui est donnée. Ses autres petits noms ? *La langue du diable* (en référence au physique assez étrange de la plante), *le lis vaudou*, et bien d'autres encore…

2. *Sous quelle forme le trouve-t-on ?*

Chez nous, on le trouve principalement sous 3 formes :

1. ***En bloc***, préparé, comme un genre de cake gélatineux, appelé *konnyaku*. C'est le konjac alimentaire « de base », tel qu'employé depuis des milliers d'années par les populations asiatiques.
2. ***En vermicelles*** – un peu comme nos spaghettis – les *shirataki* : c'est exactement comme le *konnyaku*, mais présenté différemment.
3. ***En poudre*** (en pot, gélules ou compléments alimentaires) : il est prescrit par les médecins en cas de troubles du transit (diarrhées ou constipation : c'est un équilibrant) ou de sensations de faim, de creux à l'estomac, mais on peut très bien l'acheter sans ordonnance. C'est un produit de phytothérapie, proposé par de grands laboratoires tout à fait sérieux. Nous détaillons cet aspect p. 29 : « Le konjac fait-il partie des plantes qui aident à maigrir ? »

Dans ce livre, nous parlerons principalement du konjac « aliment », donc les formes 1) et 2) (le *konnyaku* ou les *shirataki*), les plus faciles à utiliser. Sauf exception, nos recettes sont à base de l'un ou de l'autre.

3. *Ça vient d'où ?*

De nombreuses théories existent quant à l'introduction du konnyaku au Japon. L'une des plus probables raconte qu'il fut importé de Chine aux alentours du VIe siècle, en tant que remède médicinal. Les moines bouddhistes, qui jouaient à l'époque le rôle des médecins, lui prêtaient de nombreuses vertus comme celles de soulager la toux, de réchauffer les doigts et pieds gelés lorsqu'on les immergeait dans de l'eau chauffée avec du konnyaku, ou encore d'apaiser les brûlures en appliquant ce dernier comme cataplasme.

En 1846 fut publié un ouvrage intitulé *Konnyaku Hyakusen*, regroupant 100 recettes à base de konnyaku. Aujourd'hui encore, de nombreuses familles japonaises les cuisinent.

En 1858, le konnyaku fit le voyage jusqu'à Hawaï : les Japonais exilés là-bas ne pouvaient pas s'en passer, ils en mangeaient 1 ou 2 fois par semaine ! Les estimations ont montré que même dans le « pire » des cas, avec une consommation estimée très basse (soit 1 plat par semaine), les Japonais dévoraient en moyenne 20 g de konnyaku par jour, c'est dire s'ils en étaient fous ! Et c'est ainsi que le konjac est sorti du continent asiatique pour commencer à étendre sa popularité jusqu'à de très lointaines contrées.

Au Japon, on l'emploie aussi couramment que le tofu ou l'agar-agar[1]. Cet aliment basique s'est plié aux modes de vie actuels : tout en conservant son statut d'aliment familial, traditionnel, il est entré dans la composition de nombre de snackings (produits de grignotage), autrement moins caloriques que nos barres chocolatées et autres viennoiseries. Aujourd'hui, plus de 2 000 fabricants japonais proposent du konnyaku, un vrai hommage à sa popularité !

1. Voir *Agar-agar : la nouvelle arme antikilos* et *Programme Agar-agar minceur en 15 jours*, Leduc.s Éditions.

« Des billets appétissants »

On raconte qu'afin d'éviter la contrefaçon, de la poudre de konjac était ajoutée à la monnaie japonaise, dans les années 1800. Mais les autorités changèrent bien vite d'avis parce que les rats… dévoraient les billets de banque au konjac !

4. C'est un aliment nouveau ?

Non ! Traditionnel, naturel, empreint de culture, cet aliment-santé type a traversé les siècles pour parvenir intact sur notre table d'aujourd'hui, prouvant – encore une fois – la sagesse des Anciens. Historiquement, il a toujours été employé pour « nettoyer l'appareil digestif de toutes les substances irritantes et de tous les poisons, pour le maintenir propre et sain ». Même si aujourd'hui, les études dévoilent bien d'autres propriétés bénéfiques ! Quoi qu'il en soit, le « recul » est largement suffisant pour affirmer sans l'ombre d'un doute qu'il s'agit d'un aliment sans aucun risque.

La longue, très longue carrière santé du konjac a démarré il y a plusieurs milliers d'années. On trouve mention de cet aliment, sous l'appellation « *manyou-shu* », dans un vieux manuscrit du VIe siècle. La terminologie « *kon-nyaku* » apparaît ensuite pour la première fois au milieu du Xe siècle dans les pages de la *Wamei Ruijusho*, la plus vieille encyclopédie japonaise. Il sera ensuite convoqué à de très nombreuses reprises dans la littérature japonaise, poèmes, proverbes ou légendes populaires. Nous n'avons pas pu résister au plaisir de vous faire partager deux d'entre elles.

La légende du moine bouddhiste[2]

On raconte que le fondateur du domaine de Saga, Naoshige Nabeshima, fut formé dans un temple sous l'autorité d'un moine. Lorsque sa formation prit fin, il demanda au moine ce que celui-ci souhaitait comme récompense. Dans sa grande sagesse, le moine répondit qu'il souhaitait pouvoir manger du konnyaku chaque jour tant qu'il vivrait. Naoshige lui accorda ce souhait, et le moine put ainsi consommer cet aliment fétiche tous les jours jusqu'à sa mort… qui survint à un âge avancé.

La légende de la femme de Kuzaemon

Au XVIe siècle, Hideyoshi Toyotomi, militaire de renom, faisait construire un château. L'un des tailleurs de pierres, Kuzaemon, fut prit de maux de ventre si douloureux que tous pensaient que ses jours étaient comptés. Désespérée, sa femme implora Dieu de le sauver. Pendant son sommeil, Dieu lui murmura à l'oreille : « Tu as montré ta piété et ton amour pour ton mari. Aussi, je vais te confier un secret qui te permettra de le sauver. » À son réveil, elle trouva à côté de son oreiller un tubercule qui lui permit de fabriquer du konnyaku. Elle en fit manger à son mari qui retrouva miraculeusement la santé.

5. *En Europe, on en mange déjà ?*

Oui, principalement sous forme d'additif ou en gélules pour mincir.

En tant qu'additif, le konjac (E 425) est très polyvalent. Il était largement utilisé dans toutes les confiseries[3] dont il améliore la texture, la viscosité, renforce le côté « gélifiant » et collant, conserve son humidité au produit

---

2. Tirée du livre *Hagakure*, paru en 1716.
3. Voir annexe p. 180

donc empêche le dessèchement, fond plus lentement en bouche que la gélatine. Ce n'est plus le cas. Mais comme il s'agit d'un liant exceptionnel, il est employé dans de très nombreux aliments liquides. C'est également un bon support d'autres additifs, un gélifiant, un stabilisant et on en passe, ce qui explique qu'on le trouve, à raison de quelques grammes par kilo de préparation, dans un panel finalement très large de produits. Comme par exemple :

- **les préparations à base de viande** (saucisses, terrines…), où il remplace le gras, favorise la tenue de la préparation, évite le dessèchement et permet un meilleur volume notamment en conservant l'eau naturellement présente dans la viande ;
- **les yaourts**, pour une texture plus « gelée » et plus dense, ou encore, dans le cas de yaourts aux fruits, pour faciliter l'incorporation des fruits et éviter leur délitement dans le yaourt ;
- **les crèmes glacées**, pour préserver leur tenue et leur texture dans le processus de surgélation ;
- **les produits de panification** (pains, brioches, gâteaux…), pour améliorer la sensation en bouche, donner davantage de volume, de moelleux et d'élasticité à la mie, ou encore remplacer les œufs ;
- **les pâtes** (pour retenir davantage d'eau) ;
- **les boissons ou des aliments de régime**, pour une sensation plaisante en bouche, toujours, ainsi que pour renforcer l'apport en fibres et l'effet satiétogène (= qui coupe l'appétit).

Parfaitement neutre – ce qui ne veut pas dire que les aliments dans lesquels il se trouve sont tous recommandables ! – il ne présente strictement aucun risque toxicologique. Compte tenu de sa grande polyvalence, et si l'on évalue la consommation la plus « basse », les calculs statistiques montrent que les Américains consomment en moyenne entre 0,4 et 1,2 g de konjac par personne et par jour sans le savoir. Un chiffre loin d'être négligeable, probablement comparable chez nous.

Vous utilisez déjà du konjac sans le savoir

Sous forme de poudre, il épaissit les produits cosmétiques, pharmaceutiques et alimentaires. Comme il est très apaisant (le contraire d'irritant !), on l'incorpore également à de la peau artificielle pour accélérer la cicatrisation et la guérison des blessures et autres brûlures (grands brûlés).

Sous forme liquide, il est utilisé par les industriels alimentaires pour éviter la prolifération bactérienne dans certains produits très spécifiques.

Demain, il pourrait bien servir de véhicule à plusieurs médicaments car, contrairement aux autres aliments, lui se délite en toute dernière partie du tube digestif, c'est-à-dire dans le côlon, pas « plus haut ». Il est donc bien placé pour apaiser les côlons irritables et autres maux intestinaux.

6. Quelle est sa spécificité ?

Il renferme une « fibre magique » : le glucomannane. Cette fibre soluble est la plus visqueuse que l'on puisse trouver dans la nature, c'est-à-dire qu'en présence d'un liquide (eau, lait...), elle forme un gel extrêmement compact, « visqueux », très dense. Elle absorbe jusqu'à 100 fois son poids en eau, ce qui est énorme, le plus grand score atteint par une fibre ! Imaginez un petit pois qui, plongé dans un saladier d'eau, grossirait de 100 fois. Vous y êtes ! Les conséquences sont faramineuses. D'abord parce qu'il remplit l'estomac comme aucune autre fibre (et pour zéro calorie !), ensuite parce que son gel ultra-visqueux est un véritable piège pour les graisses et sucres qui traînent dans le coin. On comprend pourquoi les scientifiques l'étudient sous toutes les coutures, pour ses bénéfices « minceur » comme « santé ». Nous avons rassemblé en annexe (p. 171) un florilège d'études consacrées au konjac/au glucomannane. Impressionnant, d'autant qu'elles n'y sont pas toutes !

> **Konjac, pectine, même combat**
> Les fibres du konjac sont comparables à la pectine, que vous connaissez probablement si vous faites vos confitures ou si vous achetez des compléments alimentaires coupe-faim. La pectine est cette fibre soluble géniale, tirée le plus souvent de la pomme, mais on en trouve dans bien d'autres végétaux, comme la petite peau blanche située entre les agrumes (clémentine, orange, pamplemousse…) et leur peau épaisse. Bien que sa structure et sa fonction soient équivalentes à celles de la pectine, les performances du glucomannane sont cependant bien supérieures : il forme un gel très nettement plus visqueux.

7. *De quoi est constitué le glucomannane, la fibre du konjac ?*

C'est un peu technique, mais intéressant. Dans le jargon scientifique, le glucomannane est ce qu'on appelle un « polysaccharide hydrocolloïdal ». Il est constitué de glucose et de mannose. Les amateurs de chimie peuvent se reporter à l'annexe Info technique (p. 178).

8. *Le konjac peut-il être considéré comme une source de fibres alimentaires ?*

Mais oui, au même titre que les fruits et légumes, par exemple. Et comme nous consommons trop peu de fibres, c'est un bon moyen d'accéder au seuil préconisé par les nutritionnistes. En fait, le konjac est la source naturelle la plus riche en fibres. Depuis quelque temps, on parle beaucoup de Portfolio, ce fabuleux régime anticholestérol. Réunissant un panel d'aliments triés sur le volet, il doit en grande partie son extraordinaire efficacité à la place de choix occupée par les fibres solubles. Si vous suivez le régime Portfolio[4] (ce que nous vous recommandons vivement), le konjac est une arme de plus pour lutter contre le cholestérol.

Nous ne consommons pas assez de fibres !

Selon toutes les associations médicales et recommandations scientifiques du monde entier, nous devrions en consommer dans l'idéal 30 à 35 g/jour, dont 5 à 10 g au moins de fibres solubles. Or, nous en avalons à peine la moitié. Et encore, c'est une moyenne ! De nombreuses personnes se situent bien en deçà des recommandations, avec toutes les menaces sur la silhouette et la santé que cela comporte. Voilà plus de 20 ans que les nutritionnistes tentent de nous faire manger davantage de fibres, sans grand succès il faut bien le reconnaître. Le konjac peut représenter une des sources possibles de fibres solubles, pourquoi pas ? C'est bien le cas au Japon !

Il existe 2 familles de fibres

- ***Les insolubles***. Comme leur nom l'indique, elles ne se solubilisent pas dans l'eau (donc restent intactes), traversent notre corps sans être absorbées et finissent par « balayer » les intestins au passage : elles facilitent le transit intestinal. Il y a beaucoup de fibres insolubles dans les pruneaux et les figues.
- ***Les solubles***. Elles forment un gel en se mélangeant à l'eau et possèdent de nombreuses propriétés métaboliques : elles régularisent les taux de cholestérol et de sucre sanguins, tout en améliorant de très nombreux paramètres santé. Le désormais célèbre agar-agar est un digne représentant de cette famille, mais on en trouve dans la plupart des fruits et

4. Voir *Le régime Porfolio*, Leduc.s Éditions.

légumes, les céréales complètes (surtout l'avoine et l'orge), les légumes secs (lentilles, haricots...). Cependant, agar-agar mis à part, tous ces aliments courants renferment une quantité relativement faible de fibres solubles. Le score le plus élevé revient au son d'avoine, qui en totalise 14 %. Le konjac en apporte, lui... 64 % (calculé sur la matière sèche) ! Aucun doute : c'est vraiment le roi des fibres solubles.

9. Le konjac est-il adapté aux végétariens ?

Oui, il est 100 % végétal. Il est d'ailleurs employé par les végétariens à la place de la gélatine.

Certains fabricants n'hésitent pas à le rebaptiser la « viande végétarienne », bien qu'il ne contienne pas de protéines ! Et puisque nous abordons le cas des régimes « spéciaux », précisons que le konjac est compatible avec une alimentation halal (musulmans) ou casher (juifs).

10. Le konjac contient-il du gluten ?

Pas du tout ! Il est donc évidemment attractif pour tous les intolérants au gluten, un composé naturellement présent dans le blé et d'autres céréales, telles que le seigle et l'orge.

29 mai : c'est la fête du konnyaku !

Konnyaku no Hi

En japonais, 5/29 se dit « Go Ni Kyuu », un jeu de mot intraduisible en français, avec « Ko Ny aKu ». Il n'en fallait pas plus pour que les fabricants de konnyaku déclarent ce fameux jour de mai « fête du konnyaku » ! Sans compter que konnyaku signifie aussi « fiançailles » en japonais. D'ici à ce que ces professionnels sponsorisent tous ceux qui se fiancent le 29 mai en leur offrant des blocs de konjac…

Cela dit, selon le même principe, il y a déjà la fête de la viande le 9 février, celle du tofu le 10 octobre, et beaucoup, beaucoup d'autres encore ! Du coup, quelques bloggers malins du Soleil Levant ont décidé que chacun avait droit à « son » jour pour « son » plat préféré. Quel est le vôtre ? Vous imaginez le 25 novembre, fête du pot-au-feu, le 5 juin fête du steak frites ou le 3 juillet, fête des coquillettes ? Plutôt amusant, après tout !

11. Le konjac peut-il être allergisant ?

Non. En tout cas moins que la plupart des aliments ! En effet, il ne renferme ni protéine, ni levure, ni maïs, ni blé, ni soja, ni œuf, ni lait (ou lactose), ni fécule (amidon), ni aucun additif (pas de colorant, d'arôme, de conservateur ni de parfum quelconque). En fait, mieux que cela, les scientifiques ont découvert qu'il renfermait certaines molécules, les glycosylceramides, bénéfiques pour les patients souffrant de peau atopique et d'eczéma ! Les études dans ce domaine étant tout à fait probantes, il y a de fortes chances qu'il fasse parler de lui dans les quelques années à venir comme « antiallergique pour la peau ». Mais cet aspect du konjac sort des préoccupations de ce livre. À suivre.

Conseils de mamans d'enfants allergiques

Une astuce que les mamans d'enfants allergiques aux œufs s'échangent entre elles : elles réalisent des gâteaux ou des muffins sans œufs en remplaçant 2 œufs par 1,5 g de poudre de konjac et 120 ml d'eau.

12. Les femmes enceintes ou allaitantes peuvent-elles consommer du konjac ?

Elles mangent du konnyaku depuis toujours en Asie sans que cela semble affecter en rien la bonne santé de leurs enfants. Par ailleurs, des travaux montrent l'innocuité du konjac sur les enfants, même très jeunes, dans le cadre d'études portant notamment sur le transit intestinal. Cependant, par précaution, il est d'usage, en Occident, de déconseiller la consommation de toute substance n'ayant pas fait formellement la preuve de son innocuité pendant la grossesse et l'allaitement. Encore faudrait-il mener des études sur ce thème, ce qui n'est pas prévu à notre connaissance. En tout cas, rappelez-vous qu'il est exclu de commencer un régime pendant une grossesse ou juste après, donc la question de l'utilisation du konjac dans un objectif minceur ne se pose même pas.

Konjac, kilos attack

13. Comment peut-il aider à maigrir ?

C'est un coupe-faim exceptionnel. Il joue même si bien ce rôle que certains gourmands se désespèrent de ne plus ressentir ce désir de manger, lequel, pourtant, cause leur « perte » ! Rassurez-vous : l'appétit revient dès que vous cessez de consommer du konjac.

Par ailleurs, il réduit le passage du sucre dans le sang. Les chercheurs ont montré que si l'on mélange 4 g de glucomannane (fibres du konjac) à l'alimentation, on divise par 2 le pic glycémique, c'est-à-dire la montée de sucre dans le sang. Or, tous les nutritionnistes cherchent à contrôler ce paramètre, car plus le taux de sucre sanguin grimpe, plus le corps met en réserve, et plus on grossit ! Maîtriser sa glycémie est, par conséquent, LE challenge pour parvenir à perdre du poids et… à ne pas en reprendre. Le konjac est donc un outil minceur polyvalent, agissant sur les 2 facteurs principaux de prise de poids : l'appétit et le contrôle du sucre sanguin.

14. Empêche-t-il de grignoter ?

Si vous grignotez parce que vous êtes en hypoglycémie, donc pour des raisons physiologiques, oui. Vous n'aurez franchement pas faim, l'idée même de grignoter ne vous viendra pas à l'esprit. En revanche, si vous grignotez par habitude, parce que vous êtes énervé ou pour toute autre raison que la faim, non. Dans ce cas il s'agit d'un problème plutôt comportemental, sans grand rapport avec vos habitudes alimentaires. Le konjac ne supprime pas l'envie de gras, de sucré ni les compulsions alimentaires dues au stress.

15. Est-il calorique ?

Non ! Quelle que soit sa forme (poudre, konnyaku, vermicelles…), il est quasiment dépourvu de calorie. Pour être précis, il renferme 3 calories/100 g. Soit beaucoup, beaucoup moins que le moins calorique de tous les aliments, à savoir le concombre (10 calories/100 g).

16. Empêche-t-il d'absorber des calories ?

Oui. Comme il piège des sucres et des graisses, il élimine un certain nombre de calories qui vous narguent dans votre assiette. On pourrait presque dire qu'il renferme « moins

XX calories » ! En outre, certaines études indiquent que grâce aux fibres solubles, on peut espérer consommer entre 30 et 180 calories de moins au quotidien. C'est énorme, rapporté à une année ! Si on s'amuse à taper ces chiffres sur la calculette, cela donne 10950 calories en moins (fourchette basse, la plus « pessimiste ») mais… 65700 pour le score le plus optimiste, c'est-à-dire avec les fibres les plus performantes ! Ce qui correspond à une perte de 1,5 kg (seuil bas, toujours) à… 9 kg, sans rien faire d'autre que de prendre des fibres solubles ! Pas mal tout de même, non ?

Tout ceci n'a rien de théorique, la preuve a été apportée, entre autres, par cette belle étude, au cours de laquelle des patients obèses ayant pris 1 g de glucomannane avant chaque repas pendant 8 semaines, ont perdu 2,5 kg. Les chercheurs leur avaient expressément demandé de ne rien modifier à leurs habitudes alimentaires ni de faire plus d'activité physique. Le seul changement était la prise de ce petit gramme avant de passer à table ! Alors vous imaginez si on associe une alimentation équilibrée, calibrée, conçue sur mesure pour la silhouette, comme c'est le cas dans ce livre ! Sans même parler de ceux qui vont en profiter pour se mettre au sport, ce que nous encourageons vivement.

17. Quel rapport entre sa fibre « magique » et le surpoids ?

Les recherches ont prouvé que plus une fibre était visqueuse, plus elle parvenait à maîtriser le taux de sucre sanguin (glycémie), facteur clé pour ne pas prendre de poids et pour perdre ses kilos en trop. Bien évidemment, cette géniale propriété concerne en tout premier lieu les diabétiques, pour qui le konjac semble véritablement conçu sur mesure. Cependant, si vous êtes diabétique, lisez notre mise en garde p. 36 : le konjac est si puissant que vous ne devez pas en consommer à la légère !

« Le chaînon manquant pour un régime efficace »

Pour le Dr Jonathan Carp*, aucun doute : le konjac, tout particulièrement sous sa forme de « pâtes » (shirataki) est carrément « le chaînon manquant pour un régime efficace ». Le médecin considère en effet que les fibres solubles constituent la seule solution pour apaiser la faim (l'ennemi n° 1 des régimes) et que malheureusement, notre nourriture occidentale nous permet rarement d'atteindre notre « quota » de ces fameuses fibres. Ou alors par le biais d'aliments assez caloriques, tels que l'avoine, les légumineuses, le riz ou autres céréales, qui, consommés en excès, présentent l'inconvénient de menacer la silhouette. Énigme insoluble ? Pas du tout, car selon le Dr Carp, « l'alimentation asiatique propose, elle, des aliments à la fois riches en fibres solubles mais pauvres en calories. Et le meilleur de tous n'est autre que les pâtes de konjac (shirataki), lesquelles pour presque zéro calorie fournissent une quantité surprenante de fibres solubles ». Au cas où vous n'auriez pas encore bien saisi tout l'intérêt de la chose, il enfonce le clou : « Avec cet aliment, vous allez réduire sensiblement votre apport calorique tout en augmentant votre consommation de fibres. » Dans ces conditions, plutôt facile d'atteindre son but minceur !

* Médecin américain, auteur de nombreuses newsletters sur le thème de l'alimentation et de l'hygiène de vie.

18. Peut-il aider à ne pas grossir quand on arrête de fumer ?

Oui ! C'est précisément ce qui est arrivé au mari d'une jeune femme américaine qui, depuis, ne jure plus que par le konnyaku. Après avoir stoppé la cigarette, le monsieur a pris… 35 kilos ! Pour s'en débarrasser, il a cherché toutes sortes de méthodes, sans succès. Son gros problème (sans rire) : il adore les pâtes. C'est finalement grâce aux pâtes de *konnyaku*, les *shirataki*, qu'il a réussi à se débarrasser peu à peu de son surpoids sans frustration. Plutôt facile, quand on sait qu'une part de shirataki apporte 20 calories contre 200 calories pour une part de pâtes « normales » !

Pour être tout à fait honnête, les *shirataki* ne ressemblent que de très loin aux plats fumants de la mamma italienne. Mais qu'importe ! La forme compte aussi, et même, pour ce monsieur, davantage que le goût : à la première bouchée, il a adopté le principe et s'est habitué à la texture. Du coup, devenu fou des aliments à base de konjac, il a fait part de son expérience dans la presse. Résultat : rupture de stock chez les fabricants, une demande exponentielle, des délais d'attente interminables… Une vraie *success story* !

19. Le konjac fait-il partie des plantes qui aident à maigrir ?

Oui, exactement. Il est d'ailleurs proposé à la vente pour cette indication, aux côtés d'autres plantes minceur. Voici les principales familles de la phytothérapie antikilos.

Les « modérateurs d'appétit »

Le konjac ouvre le bal, ses propriétés sont indéniables. Mais d'autres calment aussi les appétits d'ogre, un coup de pouce bien utile quand le surpoids est lié à un (trop) bon coup de fourchette. On les trouve le plus souvent sous forme de gélules ou de compléments alimentaires. Mais aussi sous forme d'infusion ou de décoction, comme les carraghénanes, des extraits d'algues bien sympathiques et bien coupe-faim !

Dans la famille « fibres solubles », le psyllium caracole également en bonne place, de même que le guar, les pectines ou le fenugrec, mais le glucomannane du konjac reste le plus gélifiant et le plus émollient (adoucissant). Conformez-vous exactement à la posologie précisée par le fabricant sur la boîte, ou à la prescription de votre médecin.

Les 4 meilleures plantes « coupe-faim »

	À choisir de préférence parce que…
L'agar-agar	D'accord, ce n'est pas une plante terrestre, mais marine : il est extrait d'une algue ! Ça marche, et c'est très ludique : vous pouvez l'utiliser dans d'innombrables recettes ultra-simples et ultra-rapides*.
La caroube	Ses graines renferment des fibres qui agissent selon le même principe, toujours : elles gonflent dans l'estomac.
Le konjac	Il bat tous les records de « POS (Plan d'Occupation des Sols) dans l'estomac ». Ses index et charge glycémiques sont ridiculement bas.
Le kudzu	Il possède naturellement des molécules qui aident au sevrage (tabac, alcool). À ne pas confondre avec le yuzu, admirable citron japonais !

* Voir *Agar-agar : la nouvelle arme antikilos* et *Programme Agar-agar minceur en 15 jours*, Leduc.s Éditions.

Les plantes « brûle-graisses »

Elles ne brûlent pas les graisses comme une bûche dans une cheminée, certes. Mais elles favorisent le largage des graisses de réserve par nos capitons, ce qui n'est pas une mince affaire, hors de tout jeu de mot. Elles sont donc précieuses pour booster le régime, constater au plus vite les résultats, fondre sans fatigue. Certaines sont particulièrement riches en caféine, dont l'activité brûle-graisses n'est plus à démontrer, d'autres ont d'autres arguments tout aussi probants.

Les 4 meilleures plantes « brûle-graisses »

	À choisir de préférence parce que...
Le café	Sa réputation n'est pas usurpée : il donne la pêche et sa caféine augmente le métabolisme de base. Il possède également un effet diurétique. Méfiez-vous si vous êtes sensible à la caféine : 1 seule tasse peut vous énerver.
Le guarana	Aucune autre plante n'est aussi riche en caféine. Elle en renferme bien plus que le café ! Le guarana donne une sacrée pêche (presque trop pour certains!). Personnes sensibles à la caféine, s'abstenir.
Le maté (yerba) (thé du Brésil)	Il renferme de la matéine, une substance comparable à la caféine. En Amérique du Sud (Argentine, Brésil, Chili), c'est une institution. Comme chez nous le thé ou le café. Mais on aime ou on n'aime pas. Essayez, c'est très convivial, ça se boit à plusieurs !
Le thé vert	Sa teneur en caféine douce (théine) s'associe à d'autres composants minceur. Il protège la santé et lifte l'humeur. Et c'est bon !

Les plantes antirétention (= drainantes ou diurétiques)
Elles drainent, nettoient, éliminent, ce sont les « techniciennes de surface » de l'organisme. Elles sont idéales pour les personnes qui ont tendance à gonfler, faire de la rétention d'eau, souffrir de jambes lourdes, de doigts « boudinés ». Mais elles sont également bienvenues lors d'un régime minceur, même si l'on n'est pas sujet à la « gonflette » : dans ce cas, elles favorisent l'élimination de tous les déchets métaboliques mis en circulation durant le régime. C'est

important, d'autant qu'un excès de « pollution interne » peut compromettre l'efficacité minceur du régime.

Les 4 meilleures plantes diurétiques

	À choisir de préférence parce que...
La bardane	Elle est aussi remarquablement efficace contre l'acné.
Le cassis	Il est anti-inflammatoire.
La reine des prés	Elle est antidouleurs.
Le thé vert	Il est bourré d'antioxydants. Sa teneur en caféine (théine) en fait un incontournable aide-minceur.

Konjac et santé

20. Quels sont les effets du konjac sur le système digestif ?

Contrairement aux idées reçues, le konjac n'accélère pas le transit : il le régularise. Pour parler concrètement, il rend les selles plus fermes (si diarrhées) ou plus aqueuses (si constipation) et régulières. Si sa réputation populaire de « nettoyeur intestinal » n'est pas usurpée, on oublie donc souvent qu'il peut aussi aider les personnes atteintes de diarrhées chroniques.

Mais de très récents travaux révèlent que le konjac est également un prébiotique, c'est-à-dire une fibre très bénéfique pour la santé et la flore intestinales. Les prébiotiques sont en effet la nourriture préférée de nos gentilles bactéries digestives, les probiotiques, qui s'occupent d'une grande partie de notre digestion et sont responsables de 80 % de notre immunité ! Eh oui, on le sait depuis des années maintenant : un intestin en bonne santé est absolument indispensable pour rester en forme et conserver une immunité digne de ce nom. Les prébiotiques sont activement étudiés par des centaines de chercheurs en ce moment même, en raison de leur extraordinaire potentiel bénéfique. N'oublions pas que notre système immunitaire est garant de notre vie, et même de notre survie : à chaque seconde de notre existence il est prié de nous protéger, tant des petites blessures que des graves maladies telles que le cancer, les infections ou les maladies virales. Les prébiotiques ne sont pas de trop pour l'aider dans sa tâche colossale !

Plus c'est petit, plus c'est actif !

La société Kalys a démontré récemment que lorsqu'on « découpe » le konjac en minuscules molécules, selon un processus industriel précis appelé « cracking », ses effets prébiotiques sur les géniales bifidobactéries ou les non moins fabuleux lactobacilles sont largement augmentés. Des études sont en cours, mais d'ores et déjà, il y a fort à parier que le konjac fera partie, demain, des ingrédients santé incontournables de l'intestin.

21. J'ai du cholestérol, est-ce que je peux prendre du konjac ?

Oui, c'est même conseillé puisque le konjac aide à le faire baisser ! De nombreuses études l'ont prouvé encore récemment, venant confirmer de plus anciennes déjà positives.

Le konjac fait principalement baisser le taux de mauvais cholestérol (laissant quasi intact celui du « bon ») ce qui non seulement permet mathématiquement de faire baisser le taux global de cholestérol, mais en plus améliore le ratio bon/mauvais, objectif désormais prioritaire des médecins.

Pour avoir un ordre d'idée des résultats obtenus, une des études montre qu'en consommant 10 g de glucomannane par jour, on observe une baisse moyenne du taux de cholestérol d'environ 11 % en 3 semaines, ce qui est très bien ! Et si, en plus, les personnes associent au glucomannane 1,8 g de phytostérol (composé naturel anticholestérol présent dans certaines plantes), la baisse de cholestérol atteint 17 % ! Par ailleurs, le konjac diminue le taux de triglycérides, une très bonne nouvelle pour le cœur. Cependant, ces informations ne sont là qu'à titre indicatif : 10 g de glucomannane par jour, c'est beaucoup, ne vous lancez pas dans une telle automédication sans l'avis de votre médecin ou de votre pharmacien.

22. *Je veux maîtriser mon taux de sucre sanguin, le konjac peut-il m'aider ?*

Oui. Maîtriser son taux de sucre sanguin (glycémie) est un enjeu majeur pour la santé et la silhouette. On sait aujourd'hui qu'une glycémie déséquilibrée ouvre la porte à des troubles du comportement alimentaire, via les hypoglycémies donc les fringales, alternées avec des hyperglycémies, donc des moments de « super stockage ». Mais, pire encore, un taux de sucre sanguin mal équilibré accélère le vieillissement et brusque notre métabolisme, avec des conséquences sur l'ensemble de nos organes, aussi bien les yeux que le cœur. Les diabétiques le savent bien, mais cette remarque est valable pour tout un chacun, diabétique ou non !

Cependant, soyez prudent si vous prenez déjà des plantes aux mêmes propriétés, comme le fenugrec, l'éleuthérocoque, le gingembre (à très haute dose), le ginseng ou le kudzu. Toutes sont intéressantes et utiles, mais n'oubliez pas que leurs effets sont susceptibles de s'additionner à ceux du konjac. Prenez cela en considération et ne consommez pas vos plantes n'importe comment sous prétexte que « c'est naturel ». C'est aussi et surtout très efficace, très puissant !

Et si vous êtes diabétique sous traitement, reportez-vous impérativement à notre mise en garde p. 36 .

L'activité physique pour faire baisser le taux de sucre sanguin !

L'une des meilleures façons de maîtriser sa glycémie, c'est de faire suffisamment d'activité physique au quotidien. Les muscles sont de gros consommateurs de glucose (sucre) : ils le brûlent, empêchant son stockage sous forme de graisses. Le sport, mais aussi le simple fait de marcher et d'être plus « actif » au quotidien, fait toute la différence. Si vous cherchez à perdre du poids et à protéger votre santé, inutile de se voiler la face : vous ne pourrez pas faire l'économie d'une paire de baskets ou équivalent en équipement sportif !

23. Peut-il prévenir le diabète ?

Certainement pas à lui tout seul, mais il fait effectivement partie des outils possibles de la panoplie « antidiabète ». Ne serait-ce que parce qu'il s'agit d'une fibre soluble, précieuse pour aider à équilibrer le taux de sucre dans le sang. Des études ont montré qu'il améliorait la sensibilité à l'insuline, c'est-à-dire que grâce à lui les cellules utilisaient mieux le sucre, sans que le pancréas n'ait besoin de fabriquer de grandes quantités d'insuline, un des points clés de l'installation du diabète. Les résultats « antidiabète » seraient encore plus probants lorsqu'on associe le konjac au ginseng. Par ailleurs, son aptitude à réduire l'appétit empêche de glisser sur la pente du surpoids, facteur n° 1 d'apparition du diabète.

Cependant, il est hors de question de considérer le konjac comme un ingrédient miracle mettant à l'abri de tout, y compris du diabète ! Prévenir cette maladie (le diabète de type 2) est possible dans la plupart des cas, tous les médecins et diabétologues le savent. Mais c'est avant tout par le biais d'une bonne hygiène de vie (assiette équilibrée, pratique régulière d'une activité physique) qu'il faut envisager une stratégie véritablement efficace dans ce domaine. Le konjac peut faire partie de l'arsenal « anti-diabète », mais misez avant tout sur les fruits et légumes, l'alimentation variée, légère et équilibrée, le contrôle des graisses et des calories. Et investissez dans une paire de bonnes chaussures pour marcher d'un pas alerte et guilleret, au minimum une petite heure par jour. Maillot de bain, club de golf, raquette de ping-pong, carte d'abonnement au club de gym, ballon de volley ou vélo bienvenus !

24. Peut-il soigner le diabète ?

Non, non et non ! Il peut aider à équilibrer la glycémie, dans le cadre d'une hygiène de vie adaptée, on l'a dit. Mais il ne remplace en aucun cas vos médicaments si votre médecin vous a prescrit un traitement. En abaissant le taux de sucre dans le sang, les effets du konjac peuvent s'ajouter à ceux des médicaments, et déséquilibrer la glycémie. Si vous souhaitez associer les deux, le minimum est d'en parler avec votre médecin pour ajuster ensemble les dosages, tout en restant bien attentif aux réactions de votre organisme.

Diabétiques sous traitement, merci de lire cet encadré !

Attention, le konjac peut augmenter l'efficacité des médicaments suivants, puisque l'un et l'autre œuvrent pour baisser votre glycémie :

- Actos®, Avandia® et autres médicaments de la famille des glitazones
- Amarel® (glimepride)[5]

5. Dénomination commune internationale.

- Daonil® (glibenclamide)[5]
- Glibénèze® (glipizide)[5]
- Glucophage® (metformin)[5]

N'en prenez pas inconsidérément ni sans l'avis de votre médecin !

25. Y a-t-il des personnes qui ne peuvent pas consommer de konjac ?

Surtout sous forme de poudre (très concentrée), le konjac est contre-indiqué chez les personnes souffrant d'occlusion du tube digestif. Par ailleurs, si vous êtes sous traitement et que vous souhaitez prendre du konjac, ne le faites pas seul, sans en parler avec votre médecin. Dans tous les cas il est recommandé d'espacer la prise de médicament et de konjac d'au moins 2 heures (par exemple, médicament à midi, konjac à 14 h, ou l'inverse).

À propos du konnyaku (= konjac humide, alimentaire) (bloc)

26. Qu'est-ce qu'il y a dedans ?

Sous sa forme humide (konnyaku), le konjac est constitué d'eau à 97 %. Les 3 % restants sont des fibres solubles, et rien d'autre. Pas de protéines, pas de sucre, pas de graisse ! En fait, sa composition nutritionnelle n'a rien d'exceptionnel, et n'espérez pas y puiser la moindre vitamine ou le plus petit oligo-élément. Seules ses fibres extraordinaires possèdent de nombreuses propriétés santé et minceur avérées, prouvées par de multiples études scientifiques.

Voir décryptage d'une étiquette page suivante.

Décryptage

① ***Serving Size : 62,5 g*** : une portion « normale » représente 62,5 g.

② ***Servings per container : 4*** : un paquet contient 4 portions. À raison de 4 fois 62,5 g, nous retrouvons bien notre bloc de 250 g.

③ ***Calories : 0*** : oui, vous avez bien lu, zéro calorie.

④ ***Total fat : 0 g*** : pas de lipides. Rien. Ni acide gras saturé, ni acide gras trans, les plus mauvais.

⑤ ***Cholestérol : 0 mg*** : toujours rien.

⑥ ***Sodium : 5 mg*** : 5 mg de sodium, soit vraiment pas grand-chose. À titre de comparaison, c'est la quantité qu'on trouve dans 100 g de tomates. Le lait-demi écrémé en contient 45 mg, le saumon fumé 1 200 mg, le jambon sec 2 700 mg.

⑦ ***Total carbohydrate*** : 1 g : parmi les sucres totaux, le konnyaku contient 1 g de sucre. Soit 1/8e d'un carré de sucre classique.

⑧ ***Protéines : 0 g*** : toujours zéro.

⑨ ***total fat, sat fat...*** : rappel des quantités « normales » pour des alimentations à 2000 calories, ou à 2500 calories (en fonction de l'activité physique).

⑩ ***Vitamin A, Calcium, vitamin C, iron*** : pas la peine de compter sur lui non plus pour apporter des vitamines A et C, du calcium ou du fer...

⑪ ***farine d'igname*** ou ***yam flour*** : il s'agit de termes approximatifs. Le konnyaku fait bien partie de la famille de l'« igname » ou du « yam », mais ce qui se trouve dans le sachet a bel et bien été préparé à partir de notre brave « Amorphophallus konjac ».

⑫ ***Hydroxyde de calcium*** ou ***Calcium hydroxyde*** : eau de chaux.

d'une étiquette

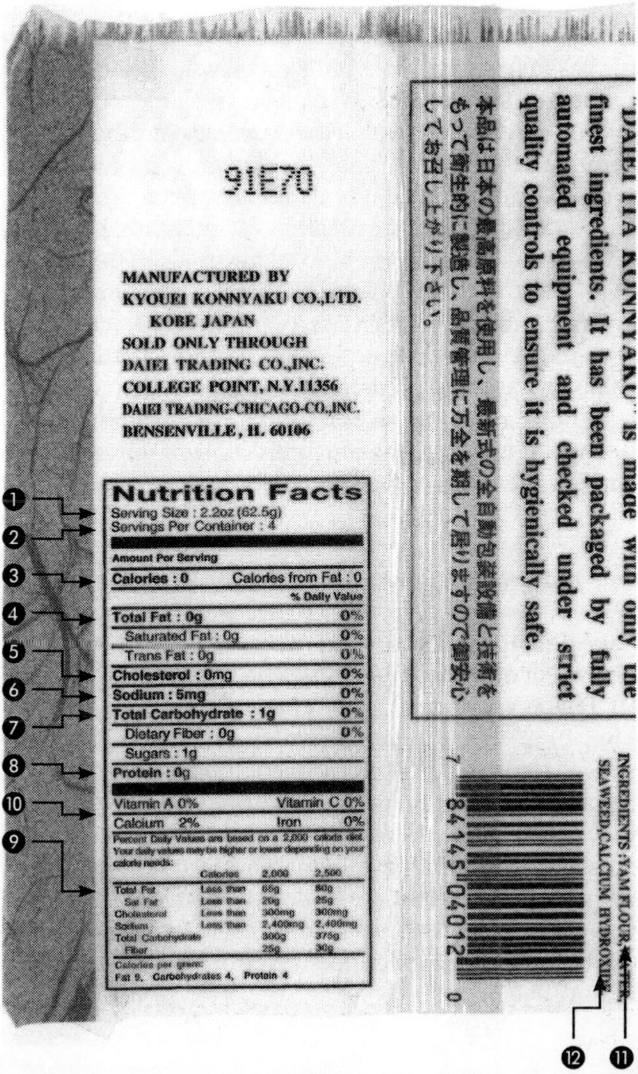

27. Comment les fabricants font-ils du konnyaku ?

La racine de la plante est cuite, séchée, moulue pour obtenir de la farine de konjac. Elle est ensuite mélangée à de l'eau de chaux, *kalkwasser* ou *limewater* (sur les étiquettes : hydroxyde de calcium), c'est-à-dire du calcium extrait de coquilles d'œufs et de l'eau afin d'obtenir une texture de type « gelée coagulée » et de contrecarrer l'amertume naturelle du végétal. Le mélange est enfin mis à bouillir, refroidi puis présenté en bloc tel que nous l'achetons au final. C'est tout. Avec les ingrédients nécessaires, vous pourriez fort bien fabriquer votre propre konnyaku à la maison ! Mais honnêtement, cette formule « do it yourself » est difficilement envisageabe : avant d'avoir le « tour de main » nécessaire pour ne pas obtenir un konnyaku trop mou ou au contraire trop dur, un sacré entraînement serait nécessaire…

28. Y a-t-il une dose à ne pas dépasser ?

Sans doute, comme pour tout aliment. Même l'eau finit par causer de graves problèmes si on en abuse ! Cependant, les études indiquent que le glucomannane (la fibre du konjac) ne cause aucun effet désagréable si l'on reste sous le seuil de 2,5 % de l'alimentation. Sachant que le konnyaku (konjac préparé, sous forme humide) renferme près de 97 % d'eau gélifiée pour une infime part de glucomannane, vous avez de la marge avant de risquer quoi que ce soit : il faudrait avaler des blocs entiers, et encore ! Ce qui est rigoureusement impossible, étant donné les effets foudroyants sur l'appétit (voir p. 25). Donc aucune crainte à avoir.

29. Y en a-t-il au menu des restaurants japonais ?

Mais oui ! Certes, c'est nettement moins répandu que les sushis, sashimis et autres yakitoris et il ne faut pas espérer pouvoir en dénicher sur le menu d'un restaurant classique, ni encore moins chez un traiteur qui vend des plateaux prêts à emporter. Mais en cherchant un peu, nous avons pu en déguster, en guise d'entrée, dans un restaurant parisien. Coupé en triangles, notre konnyaku était servi froid, flanqué de tronçons de radis daikon cuit vapeur, tous deux nappés de sauce miso (sauce soja fermentée, assez épaisse et légèrement sucrée) et parsemés de graines de sésame. En fait, les restaurants japonais « familiaux » qui proposent une cuisine traditionnelle servent régulièrement du konnyaku. Petit indice : ce sont aussi ceux qui servent des plats traditionnels chauds, comme des okonomiyaki, des sortes de petites crêpes au porc, des tonkatsu, porc pané, ou encore des poissons grillés. Et si rien de tout cela n'apparaît sur la carte, personne ne vous empêche de poser la question. Si ça se trouve, le cuisinier a du konnyaku dans sa réserve…

30. Combien ça coûte ?

Entre 2 € et 2,50 € le bloc de konnyaku ou le paquet de shirataki, dans les épiceries japonaises. Une excellente affaire puisqu'un bloc nourrit facilement 4 personnes. Et carrément une affaire record comparé au prix des préparations minceur disponibles sur le marché. Vous en trouverez également en vente par correspondance sur les sites :

- www.epiceriedumonde.com (site français, Tél. : 06 03 75 72 91) ;

- www.legoutdumonde.ch (site suisse, expéditions principalement en Suisse, France, Italie et Luxembourg) ;
- www.sushiboutique.fr : site basé en France, spécialisé dans l'importation d'ustensiles de cuisine et d'ingrédients japonais ;
- www.kioko.fr : site de la boutique Kioko, basée à Paris.

À propos du konjac en poudre (gélules, en vrac, compléments alimentaires…)

31. Le konjac a-t-il fait l'objet d'études scientifiques ?

Oui, à de très nombreuses reprises ! Il a été testé, disséqué, associé à d'autres fibres, à d'autres molécules, découpé en rondelles, observé au microscope… De multiples travaux ont été entrepris pour vérifier son efficacité, aussi bien en laboratoire (éprouvettes) que sur des animaux et sur des êtres humains. Aucun effet secondaire n'a été rapporté. Seulement des effets bénéfiques ! Nous en avons rassemblé une petite sélection parmi les plus récentes en fin d'ouvrage (p. 171). La première étude aurait été publiée dans une revue médicale en 1942.

32. Y a-t-il une dose à ne pas dépasser ?

Comme nous l'indiquons p. 40, la quantité de glucomannane ingérée doit rester en deçà de 2,5 % de notre alimentation totale. Sous forme sèche (poudre, gélule), le konjac est forcément beaucoup plus concentré en glucomannane que sous forme de konnyaku. D'autant que la poudre est une forme *purifiée* de konjac, donc encore plus riche en principes actifs. Les fabricants recommandent de mélanger 1 à 2 g de poudre dans de l'eau (ou d'avaler une gélule) avant les repas, et de boire rapidement sans attendre que le mélange se solidifie. Vous pouvez également l'utiliser en cuisine, comme liant dans les sauces, les flans et autres, mais les ajustements de dosage ne sont pas très faciles, c'est pourquoi nous avons choisi de vous proposer principalement des recettes à base de konnyaku et non de poudre de konjac.

En tout cas, respectez les dosages, en particulier ne dépassez jamais les doses employées lors des études ! Habituellement, pour perdre du poids, il est recommandé de prendre entre 2 et 4 g (6 g grand maximum) de glucomannane par jour avec un grand verre d'eau. N'ayez aucune crainte de « blocage dans la gorge » : la poudre se dilue exclusivement dans l'estomac, il n'y a pas le moindre risque. Et soyez rassuré : aucune étude ne mentionne un quelconque effet adverse en cas de prise de konjac. Mais pour une sécurité maximale, répétons-le : ne dépassez en aucun cas les dosages suivis lors des études, classés dans le petit tableau ci-après.

Quel effet recherchez-vous ?	*Anticholestérol*	*Antidiabète*	*Anticonstipation*	*Détox*	*Antikilos*
Quel dosage maximum ?	3,9 g, 1 fois par jour	3,6 à 7,2 g, 1 fois par jour	3 à 4 g, 1 seule prise, à renouveler 1 fois 12 h plus tard si nécessaire	1 g, 3 fois par jour	1 g, 3 fois par jour
Remarques	Mangez davantage de fibres, de fruits, de légumes, d'amandes, de légumineuses.	Équilibrez l'ensemble de votre assiette, faites de l'exercice physique ! Avis médical INDISPENSABLE si vous êtes déjà sous traitement.	Dans l'immense majorité des cas, manger plus de fibres (fruits, légumes, céréales, agar-agar, konjac…) et boire plus d'eau + marcher 1 h/jour met à l'abri de toute constipation	Programmez 1 journée « détox » sans sucre ni gras par semaine, à base de soupe, protéines maigres (poulet, poisson blanc…), tisanes drainantes.	L'équation gagnante = dans l'assiette, ¼ de poisson (ou viande), ¼ de féculents, ½ de légumes verts + votre konjac. Et du sport !

Notre avis :

Votre estomac et, plus généralement, votre système digestif, auront le dernier mot. Si vous ressentez une sensation de « trop plein » désagréable, réduisez simplement les doses. Même chose en cas de transit perturbé, on ne sait jamais. Pour éviter ces incidents minimes et sans aucune gravité, l'idéal est tout de même d'augmenter très progressivement les doses, donc de commencer par des tests « prudents ». Rien d'extraordinaire : on se trouve exactement dans la même situation où l'on augmente sa consommation de fruits et légumes. Il est bien précisé que si vous mangez peu de fibres au départ, mieux vaut y aller graduellement. C'est exactement la même chose avec le konjac.

33. Le konjac remplace-t-il des médicaments ?

EN AUCUN CAS. Ce n'est pas parce qu'il peut aider à réguler la glycémie ou à faire baisser le taux de cholestérol qu'il remplace un traitement médical. Ne cessez jamais de prendre vos médicaments prescrits par votre médecin, et demandez toujours son avis (ou celui de votre pharmacien) si vous êtes sous un traitement quelconque et que vous souhaitez prendre du konjac sous forme de gélules ou de compléments alimentaires.

34. Le konjac peut-il empêcher l'absorption de vitamines, minéraux ou autres éléments bénéfiques ?

C'est évidemment la question que se sont posée les chercheurs. Puisque le konjac est capable de piéger des « mauvaises choses » (cholestérol, sucre...), pourquoi ne capturerait-il pas aussi des « bonnes choses » (vitamines, oligo-éléments, protéines, médicaments...) ? Il semble que ce ne soit pas le cas. Une étude montre notamment que le konjac n'empêche pas du tout l'absorption de fer (l'une des craintes des chercheurs), et on peut en déduire assez logiquement qu'il en va de même pour les autres minéraux et vitamines. Cependant, par précaution, il est conseillé de prendre le konjac à distance de médicaments ou autres suppléments alimentaires. Exactement comme, pour les mêmes raisons, on le recommande en cas de prise d'argile ou de charbon.

> Espacez la prise de plantes, vitamines, minéraux ou tout supplément alimentaire et de konjac d'au moins 2 heures (par exemple, vitamines à midi, konjac à 14 h, ou l'inverse).

35. Peut-on prendre du konjac si on est déjà sous traitement par ailleurs ?

Oui. D'ailleurs, si vous prenez des médicaments anticholestérol (statines par exemple), le konjac viendra en complément apporter lui aussi ses propriétés anticholestérol. Si vous prenez des médicaments anticonstipation, même chose. Une étude a montré que pris conjointement, le konjac n'empêchait pas l'absorption de la pilule, bien qu'il puisse en ralentir l'assimilation. Cependant, pour éviter tout incident, il est toujours recommandé de prendre le konjac 2 h plus tôt (ou plus tard) qu'un autre médicament quel qu'il soit. N'avalez pas votre antibiotique, votre médicament antidiabète ou autre avec un verre d'eau contenant du konjac ! Certains traitements sont calculés de façon très fine et les molécules doivent être assimilées immédiatement. C'est souvent le cas, ne serait-ce que pour une simple aspirine : qui a envie d'attendre pour être soulagé d'un mal de tête ? On veut que ça marche tout de suite !

36. Combien ça coûte ?

Bien moins cher que les substituts de repas et autres aides minceur habituels ! On se retrouve dans le même cas de figure qu'avec l'agar-agar, aide minceur génial et fort bon marché.

En gélules

Nous avons relevé des prix tournant autour de 8 € les 150 gélules, mais avec de grandes disparités (tant en pharmacie, parapharmacie que sur internet). Comme il faut en prendre 2 (dosées à 500 mg) avant chaque repas, 1 flacon de gélules couvrira 25 jours, disons un petit mois de « cure ». Il existe aussi des gélules minceur « à base de konjac », avec d'autres ingrédients (algues ou autres). Demandez conseil au pharmacien. Attention, selon les marques, les tarifs et les dosages sont TRÈS différents.

En poudre

C'est la même chose qu'en gélules, mais la poudre est proposée en vrac dans un petit pot. Plus pratique si vous souhaitez la diluer dans un liquide ou l'utiliser en cuisine.

- ***En pharmacie***, comptez entre 12 et 15 € les 100 g – il y a largement de quoi faire avec cette quantité ! Un rapide calcul montre que le gramme coûte donc 0,12 €. Comme pour mincir il faut compter environ 3 g par jour, le tarif plafonne à 0,36 € par jour… Si vous trouvez moins cher, comme aide-minceur, contactez-nous !
  La poudre de qualité pharmaceutique est en vente libre, pas besoin d'ordonnance. Les tarifs sont dégressifs en fonction de la quantité achetée, renseignez-vous auprès de votre pharmacien. Il vous certifie qu'il ne peut pas en commander ? Insistez, la poudre de konjac est disponible chez le fournisseur central de toutes les officines.
- ***Sur internet***, comptez environ 7,50 € les 50 g (soit exactement le même tarif qu'en pharmacie), ou 20 € les 500 g (un conditionnement peut-être excessif pour faire vos premiers pas, mais c'est vous qui voyez), chez Kalys par exemple. Remarque : dans ce cas, le produit n'est pas de qualité pharmaceutique (et pour cause, il s'agit d'un distributeur de produits alimentaires). Le fabricant précise qu'il contient des sulfites et qu'il est conditionné dans un atelier utilisant blé, soja, sulfites et gluten, donc attention : si vous êtes allergique, la filière « pharmacie » est sans aucun doute préférable.

Attention aux arnaques ! Nous avons remarqué sur internet des « cocktails coupe-faim » ou « brûle-graisses » renfermant du konjac et d'autres végétaux aux supposées vertus minceur, proposés à des tarifs exorbitants (de l'ordre de 150 € la cure d'1 mois), ou encore en pack, type « 1 flacon = 29,90 €, le deuxième offert ». Inutile de dire que nous ne vous les recommandons pas. Ils sont principalement disponibles sur des sites étrangers (américains, canadiens). Ces produits ne présentent aucune garantie d'efficacité, mais en revanche cumulent toutes les garanties d'arnaque financière totale.

Le Régime Konjac en pratique

Vous l'avez compris : le konjac aide à perdre du poids en contrôlant l'appétit. Mais il ne maigrit pas à votre place ! Il ne remplace en aucun cas des repas équilibrés, 2 heures de sport, et ne justifie pas ce verre de Coca, alors que vous savez bien qu'il vaut mieux boire de l'eau.

Le Repas Parfait

Une société américaine commercialise des substituts de repas minceur appelés « Perfect Meal ». Ils sont riches en protéines et en fibres… et devinez quelles fibres ? Celles du konjac bien sûr ! On peut faire au moins aussi bien avec de « vrais aliments » dans la « vraie vie », ce que nous nous efforçons toujours de vous démontrer dans nos livres.

Pour profiter du konjac dans le cadre d'un régime minceur, deux possibilité :

1. une alimentation « normale » + de la poudre de konjac à avaler ;
2. une alimentation « normale » dans laquelle vous insérez des repas à base de konnyaku.

1) 1 semaine de menus minceur « classiques » + konjac en gélules ou poudre

Vous souhaitez profiter des propriétés minceur du konjac sans pour autant le cuisiner ? Facile : prenez 2 gélules (ou conformez-vous aux recommandations du fabricant) ¼ d'heure avant chaque repas. Vous pouvez soit avaler vos gélules, soit (recommandé par certains spécialistes pour une action plus rapide) verser leur contenu dans un verre d'eau et le boire immédiatement. Essayez les deux, gardez la forme préférée !

Lundi

Petit déjeuner

- 2 gélules de konjac ¼ d'heure avant le repas

Puis

- Thé vert au jasmin (nature)
- 2 ou 3 tranches de pain aux céréales + beurre + miel
- 2 clémentines

Déjeuner

- 2 gélules de konjac ¼ d'heure avant le repas

Puis

- Radis à la croque
- Jambon, petits pois
- 1 yaourt nature + poire en dés

Dîner

- 2 gélules de konjac ¼ d'heure avant le repas

Puis

- Potage minestrone (légumes + pâtes)
- Noix de pétoncle, haricots verts
- Compote sans sucre ajouté

Mardi

Petit déjeuner

- 2 gélules de konjac ¼ d'heure avant le repas

Puis

- Thé Earl Grey
- 2 ou 3 tranches de pain aux céréales + Carré frais 0 %
- ½ pamplemousse (gardez l'autre moitié pour demain)

Déjeuner

- 2 gélules de konjac ¼ d'heure avant le repas

Puis

- Salade d'endives
- Escalope de dinde + riz basmati, champignons
- Pomme râpée + filet de miel

Dîner

- 2 gélules de konjac ¼ d'heure avant le repas

Puis

- Salade de mâche
- Omelette oignon et poivron rouge
- Coupe de fruits rouges (frais ou surgelés)

Mercredi

Petit déjeuner

- 2 gélules de konjac ¼ d'heure avant le repas

Puis

- Thé vert au jasmin (nature)
- 2 tranches de jambon + Carré frais 0 % (étalé sur le jambon, puis roulé à l'intérieur)
- ½ pamplemousse (le reste d'hier matin !)

Déjeuner

- 2 gélules de konjac ¼ d'heure avant le repas

Puis

- Velouté de courgette

- Steak haché, jardinière de légumes
- Salade d'oranges à la fleur d'oranger

Dîner

- 2 gélules de konjac ¼ d'heure avant le repas

Puis

- Carottes râpées (huile de noix + jus de citron)
- Blanc de poulet, ratatouille
- Salade de fruits

Jeudi

Petit déjeuner

- 2 gélules de konjac ¼ d'heure avant le repas

Puis

- Thé vert (nature)
- 2 tranches de pain aux céréales + beurre + miel
- 1 yaourt au soja
- 1 orange

Déjeuner

- 2 gélules de konjac ¼ d'heure avant le repas

Puis

- Chou blanc râpé, raisins secs (huile de noix + jus de citron)
- Filet de colin, épinards, crème allégée
- 1 tranche de pain aux céréales + fromage allégé

Dîner

- 2 gélules de konjac ¼ d'heure avant le repas

Puis

- Soupe de légumes (non mixée, plutôt avec morceaux)
- Jambon + flageolets
- 1 yaourt au bifidus nature
- 2 carrés de chocolat noir

Vendredi

Petit déjeuner

- 2 gélules de konjac ¼ d'heure avant le repas

Puis

- Thé Earl Grey
- Flocons d'avoine + lait demi-écrémé (ou lait de soja) + cannelle (1 min cuisson), fructose facultatif
- 2 tranches d'ananas

Déjeuner

- 2 gélules de konjac ¼ d'heure avant le repas

Puis

- Crudités à tremper dans un petit pot de fromage blanc + moutarde
- Steak + lentilles
- Salade de pêches au basilic

Dîner

- 2 gélules de konjac ¼ d'heure avant le repas

Puis

- Salade de pois chiches (sauce yaourt, huile d'olive, citron, sel, poivre, cumin)
- Tartare de saumon + salade de mâche
- Compote sans sucre ajouté

Samedi

Petit déjeuner

- 2 gélules de konjac ¼ d'heure avant le repas

Puis

- Thé vert au jasmin
- 1 œuf à la coque et ses mouillettes
- 1 yaourt au bifidus nature
- 2 clémentines

Déjeuner

- 2 gélules de konjac ¼ d'heure avant le repas

Puis

- Cœur de laitue croquant + tomates
- Carpaccio de saumon
- Poire pochée aux épices

Dîner

- 2 gélules de konjac ¼ d'heure avant le repas

Puis

- Grande salade exotique (cubes de poulet, cœurs de palmier, maïs, laitue, mangue, avocat)
- Fromage blanc à la cannelle

Dimanche

Petit déjeuner

- 2 gélules de konjac ¼ d'heure avant le repas

Puis

- Thé Earl Grey
- 2 tranches de saumon fumé
- 1 yaourt au bifidus nature
- 1 pomme cuite (à préparer la veille)

Déjeuner

- 2 gélules de konjac ¼ d'heure avant le repas

Puis

- Assiette de la mer (huîtres, crevettes…) sans pain ni mayo !
- Salade de haricots verts tièdes
- 2 abricots

Dîner

- 2 gélules de konjac ¼ d'heure avant le repas

Puis

- Soupe de légumes
- Gratin de courgettes (fromage et crème allégés)

- Poire pochée (dans une infusion de verveine) + coulis de chocolat noir (2 carrés)

2) 1 semaine de menus « konnyaku »

Vos papilles curieuses ne demandent qu'à se mettre au diapason du Japon. Vous préférer opter pour la version totalement alimentaire du konjac. Heureux aventuriers du goût, vous allez découvrir tout un monde nouveau de saveurs exotiques... mais totalement adaptées à nos habitudes culinaires occidentales, bien sûr. *(En gras, les recettes figurant dans ce livre.)*

Lundi

Petit déjeuner

- Thé Earl Grey
- 2 tranches de pain aux céréales + beurre + miel
- 2 prunes
- 1 yaourt au soja

Déjeuner

- Salade d'endives aux noix
- **Saumon rôti Teriyaki**, brocolis vapeur
- Fromage blanc au coulis de fruits rouges

Dîner

- Taboulé
- Filet de maquereau, tomates provençales (poêlées + ail)
- 2 boules de sorbet citron

Mardi

Petit déjeuner

- Thé vert
- 1 bol de lait demi-écrémé (ou de soja)

- 2 tranches de pain aux céréales + beurre + miel
- 1 compote sans sucre pomme abricot

Déjeuner

- Salade de tomates (huile d'olive + jus de citron)
- ¼ de jambonneau, lentilles corail
- Salade de pommes + 1 orange

Dîner

- **Gâteaux spicy de crabe aux vermicelles**
- Escalope de dinde, chou-fleur vapeur + crème allégée
- Coupe fromage blanc + dés de mangue

Mercredi

Petit déjeuner

- Thé Earl Grey
- 1 yaourt au lait de soja
- 2 tranches de pain aux céréales + beurre + miel
- 1 kiwi

Déjeuner

- Champignons de Paris (jus de citron, poivre)
- 1 truite en papillote, courgettes vapeur + crème allégée
- 1 yaourt au soja
- 2 carrés de chocolat noir

Dîner

- Carottes râpées (huile de noix, jus de citron)
- **Wok au thon et aux oignons**
- Pomme cuite

Jeudi

Petit déjeuner

- Thé vert

- 1 yaourt au soja + pomme râpée
- 2 tranches de pain aux céréales + beurre + miel

Déjeuner

- Poireaux « vinaigrette » (huile d'olive + jus de citron)
- Steak haché (5 % de MG), jardinière de légumes
- **Petits flans à l'ananas**

Dîner

- Salade verte, tomates, maïs
- Moules à la crème, carottes Vichy
- ½ mangue

Vendredi

Petit déjeuner

- Thé Earl Grey
- 1 pomme cuite
- 1 tranche de jambon blanc
- 2 tranches de pain aux noix légèrement beurrées

Déjeuner

- Betteraves
- **Gratin de la mer**, quinoa
- 1 yaourt au bifidus + 1 c. à c. de miel

Dîner

- Concombre à la feta
- Escalope de veau + sauce tomate, choux de Bruxelles
- Grappe de raisin rouge

Samedi

Petit déjeuner

- Thé Earl Grey
- 1 poire

- 1 yaourt au soja + céréales au son

Déjeuner

- Salade de tomates
- **Filet mignon aux vermicelles et aux champignons parfumés**
- 1 yaourt au soja + pomme en dés + cannelle

Dîner

- Potage de légumes
- Pavé de cabillaud vapeur + riz basmati + sauce tomate
- ¼ d'ananas

Dimanche

Petit déjeuner

- Thé Earl Grey
- 2 clémentines
- 2 œufs coque + mouillettes
- 1 yaourt au soja

Déjeuner

- Haricots verts en salade
- **Cailles farcies à la julienne de légumes**
- Salade de fruits

Dîner

- Salade composée : frisée, pommes vapeur, tomates, dés de jambon, champignons de Paris émincés
- 1 yaourt au soja
- 1 poire

10 conseils minceur à appliquer en toute circonstance

1. ***Buvez de l'eau***, uniquement de l'eau. Plate ou pétillante, c'est vous qui voyez, mais pas aromatisée. Méfiez-vous de toute autre boisson : jus de fruits, soda (même light), alcool…
2. ***Structurez vos repas***. Des crudités ou 1 soupe + 1 assiette remplie pour moitié de légumes verts, pour moitié de viande, de poisson ou d'œufs, et de féculents + une boisson chaude ou 1 fruit ou 1 yaourt nature. Une fois que vous avez intégré ce schéma simple, appliquez-le à chaque repas, sans exception.
3. ***Maîtrisez les portions***. Pourquoi commander une entrecôte de 300 g alors que nous n'avons besoin que de 100 g de viande ou de poisson ? Pourquoi faire cuire le double de pâtes recommandées par personne sur le paquet ? Pourquoi manger 2 pots individuels de fromage blanc alors qu'un seul suffit ? De quoi avez-vous peur de manquer ?
4. ***Mangez LENTEMENT***. Prenez le temps de mâcher, n'avalez pas tout rond. Profitez de votre repas, c'est un moment de détente, pas un concours « *all you can eat* » en 5 minutes !
5. ***Lorsque vous mangez, ne faites rien d'autre***. Ne travaillez pas, ne regardez pas la télé, ne jouez pas sur ordinateur, ne téléphonez pas, juste mangez. C'est la seule façon d'entendre le murmure de votre estomac, qui cherche désespérément à vous informer que vous avez votre compte et que vous pouvez reposer votre fourchette.
6. ***Arrêtez de manger à la seconde où vous n'avez plus faim***, et si possible un peu avant. Même si vous êtes au restaurant et que vous « n'avez pas envie de

gâcher » (la prochaine fois, vous ne commanderez pas le menu gastronomique mais seulement un plat). Même si vous êtes chez des amis (il faut se servir de petites portions, on l'a dit !). Toute « bricole » en plus (pomme de terre, yaourt, quartier de clémentine, chocolat...) ira directement se loger où vous savez.

7. ***Ne grignotez pas.*** Mieux vaut bien manger aux repas que brouter toute la journée, fût-ce des fruits ; d'ailleurs, avouez-le, ce sont rarement des fruits. Ne dépassez pas une collation le matin et une autre l'après-midi, et contentez-vous d'une pomme, de 2 carrés de chocolat noir ou de quelques fruits secs.
8. ***Ne mangez pas sous l'effet du stress ou de la colère.*** Apaisez vos émotions en les exprimant d'une manière ou d'une autre, grâce aux gestes antistress : sport, respiration profonde, marche, un grand verre d'eau, un appel à une copine, un break sur internet, par exemple sur un site de vacances... Mais ne mangez pas, quel rapport ? Vous n'avez pas faim, vous êtes débordé par vos émotions ! Rien à voir !
9. ***Ne mangez pas par ennui.*** Là encore, ce n'est pas la bonne réponse. Lisez, regardez un film, allez vous balader, bricolez, dessinez, nettoyez, rangez, bref : faites autre chose que manger ou... vous ennuyer !
10. ***Ne vous refusez jamais une « aide »***, comme le konjac, par exemple. Si ce n'est pas lui qui fait tout, loin de là, il ne fait pas rien non plus. Ce peut être le petit « plus » qui déclenche l'envie de vraiment en découdre avec les kilos, votre « doudou » minceur. Sans ces coups de pouce, on peut facilement se décourager. Grâce à eux, on ne craque pas, tout est plus facile. Il n'y a aucune raison de s'en priver.

Nos recettes au konjac

Ça y est, vous voici l'heureux propriétaire de cet étrange ingrédient. Surtout, ne conviez pas vos amis à un dîner par un joyeux « Venez, on va manger du konjac ! » On a essayé, on vous garantit que la plupart nous ont répondu : « Samedi ? Euh désolé, j'ai piscine. » Dites plutôt que vous allez leur préparer une spécialité qui fait fureur dans l'archipel japonais. Là, vous allez forcément avoir des amateurs enthousiastes. Mais maintenant, seul face à votre bloc de konnyaku dans votre cuisine, vous vous sentez un peu dépourvu, non ? Avant d'y toucher, prenez le temps de lire ces lignes, nous allons tout vous expliquer.

Première rencontre

Comment vous décrire les blocs de konnyaku ? Si vous connaissez le tofu, n'essayez pas de comparer, ils n'ont rien à voir hormis leur forme de bloc rectangulaire. Le tofu est de couleur blanc crème, opaque, tandis que le konnyaku, tantôt opalescent, tantôt gris, conserve une certaine transparence. En bouche, le tofu est plutôt fondant, plus ou moins d'ailleurs selon sa variété : « ferme » ou « soyeuse ». Le konnyaku offre au contraire une grande élasticité. Rien à voir non plus en termes de composition.

Riche en protéines, le tofu peut prendre la place de la viande dans de nombreux plats végétariens. Le konnyaku, en revanche, ne peut remplacer ni la viande (il n'apporte pas de protéines) ni les légumes (pas de vitamines, pas d'antioxydants...). Véritable « eau solide », doté de quelques ridicules 3 calories pour 100 g, son seul but dans la vie est d'apporter du volume aux préparations sans rajouter de calories. C'est simple : où qu'il passe, les plats deviennent soudain terriblement rassasiants. Grosses faims bienvenues !

Les différentes formes

Conditionnés dans leurs sachets en plastique transparent, les différentes formes de konnyaku se trouvent dans des armoires réfrigérées.

Les blocs

De forme rectangulaire (12 x 8 cm, sur 2 cm d'épaisseur), ils pèsent 250 g environ et se cuisinent dans des recettes pour 4 à 6 personnes.

Coupés en dés, en cubes ou en fines tranches, on les prépare avec des légumes, des morceaux de viande ou de poisson, des fruits de mer... de préférence avec une sauce. Pour les soupes et les plats mijotés, certains cuistots japonais préfèrent les morceler à la main et ainsi obtenir des sortes de pépites dont les surfaces irrégulières permettent au konnyaku de mieux absorber les saveurs. Les Japonais s'en font aussi des friandises, en trempant des cubes dans de la pâte de miso sucrée. Grignotages mille fois plus sains que nos cacahuètes glacées au sucre, mais encore trop exotiques pour nos palais européens, nous vous l'accordons. Donc, revenons à nos blocs. Deux sortes sont disponibles :

Les blocs blancs
Côté saveur, ils sont absolument neutres et non salés, ce qui permet de les utiliser dans toutes les recettes y compris sucrées.

Les blocs bruns
Au Japon, ce sont les plus traditionnels. Il s'agit de la même pâte de base, toujours non salée, à laquelle on rajoute des paillettes d'algues déshydratées. Cette particularité les destine principalement aux recettes salées… mais techniquement, rien ne vous empêche de les utiliser en desserts également !

Les vermicelles ou « shirataki »

Assez faciles à imaginer si vous connaissez les vermicelles de soja (ceux qui deviennent transparents à la cuisson). De saveur neutre, ils sont légèrement croquants sous la dent, très glissants et donc plutôt difficiles à saisir et à porter à la bouche ! Là encore non salés, ils se cuisinent à volonté, mijotés dans des soupes ou potages, sautés au wok avec d'autres ingrédients… Froids, on peut même en faire des salades. C'est la forme la plus « passe-partout » et la plus accessible en terme de goût pour les néophytes. Ils sont également emballés sous sachets et trempent dans de l'eau. Égouttés, ils pèsent 200 g. Prévoyez un sachet pour 2 à 4 personnes, en fonction des autres ingrédients de la recette.

Au Japon, on trouve aussi :

- Le « sashimi konnyaku », du konnyaku en lamelles qui se mange tel quel, sans précuisson, comme on le fait avec des sashimis (lamelles de poisson cru). Il peut être aromatisé de feuilles de nori, d'écorces de yuzu, un gros citron… et se déguste coupé en fines lanières, avec du wasabi et de la sauce soja.

- Le « tama konnyaku », du konnyaku en forme de boulettes.
- Du konnyaku en forme de petits grains de riz, à mélanger avec une portion de riz classique pour en augmenter le volume sans ajouter de calories.

La liste de courses indispensables

N'oubliez pas les basiques

- ***Sauce Sukiyaki***. À base de sauce soja fermentée, de sucre et de vin, elle se verse directement sur les aliments en train de cuire à la poêle ou au wok, qu'elle parfume d'une petite note sucrée et fumée. On peut aussi l'utiliser pour déglacer[6] une viande ou des légumes et les enrober d'une sauce couleur caramel.
- ***Sauce Teriyaki***. Également élaborée à partir de sauce soja fermentée, de sucre et de vin mais aussi d'épices, elle sert à mariner des morceaux de viande, de poisson ou des légumes. On laisse reposer pendant 30 min puis on cuit au barbecue, à la poêle ou au four sous le gril et on obtient des aliments savoureux, recouverts d'une pellicule de sauce onctueuse, subtilement caramélisée… À ne pas confondre avec sa cousine, la proche sauce Yakitori, qu'on utilise pour préparer les brochettes du même nom, en badigeonnant les ingrédients (viande, poisson ou légumes) avant puis pendant la cuisson.

6. *Déglacer* : action de verser un liquide (eau, bouillon, vin, vinaigre…) dans une poêle ou une cocotte qui a servi à cuisiner un ingrédient, tout en raclant les sucs caramélisés au fond du récipient à l'aide d'une cuillère.

- ***Sauce soja***. À base de graines de soja et de grains de blé fermentés avec de l'eau et du sel, c'est la plus classique et la plus polyvalente de toutes. Brune et salée, elle parfume des vinaigrettes, relève des plats cuisinés ou se sert telle quelle comme condiment avec des bouchées à la vapeur… À utiliser avec parcimonie : à cause de sa saveur bien salée, quelques gouttes ou cuillères à café suffisent.
- ***Feuilles d'algue nori***. Élaborées à partir d'algues laminaires, les feuilles de nori se présentent sous forme de feuilles carrées très fines, dont on se sert pour fabriquer les makis (rouleaux de riz garnis de poisson cru). Émiettées en paillettes, elles apportent une saveur iodée aux aliments sur lesquels on les parsème : riz blanc, soupes, crudités, nouilles, omelettes, poissons… Et en plus, elles débordent de calcium, de fer et d'iode ! Bon, d'accord, on n'en utilise pas énormément à chaque fois, mais mis bout à bout… ça finit par compter !
- ***Thé vert***. LA boisson japonaise par excellence. Bourré d'antioxydants, il a cependant l'inconvénient de contrarier l'absorption du fer quand on le consomme au cours d'un repas. Donc de temps en temps, pas de problème, dans la journée, pas de problème, mais évitez d'en prendre en même temps qu'un steak, par exemple.
- ***Champignons noirs***. Dès qu'on parle de plats mijotés en sauce, ils sont là. Avant de les utiliser, réhydratez-les dans de l'eau. Ils gonflent, gonflent, gonflent, et peuvent sextupler de volume, alors attention, ne mettez pas tout le paquet, vous risqueriez l'invasion des champignons ! Ensuite, rincez-les abondamment pour les débarrasser d'éventuels petits résidus et recoupez-les avec une paire de ciseaux. Ne reste plus qu'à les faire cuire : ils ne se mangent pas tels quels, attention.

N'oubliez pas les basiques « tout terrain » dans les autres rayons

Du côté des surgelés

Le congélateur serait-il le meilleur allié des régimes ? Sans aucun doute ! Il stocke une foule d'aliments parfaits pour parer à toutes les éventualités… et aux faims de loup imprévues si pernicieuses pour la balance. Faites le plein de :

- ***Fines herbes et aromates*** déjà lavés et ciselés (Monoprix, Picard, Darégal, Leader Price…). Les essentiels : persil, ciboulette, gingembre, et selon vos goûts, aneth, estragon, menthe, coriandre…
- ***Poissons et fruits de mer.*** Des pavés de poisson blanc (cabillaud ou colin), de poisson « gras » (saumon), des crevettes décortiquées, des moules, pourquoi pas un mélange marin (calmars, crevettes, Saint-Jacques…). Protéines excellentes, minéraux et oligo-éléments à gogo, tout ça avec une teneur plancher en calories.
- ***Légumes.*** Nature évidemment, et certainement pas en croquettes et autres préparations. Haricots verts, brocolis, courgettes, carottes, pois gourmands, épinards… Déjà épluchés, découpés, blanchis, il ne reste plus qu'à les cuire. Moins de 15 min suffisent généralement entre leur sortie du congélateur et leur arrivée dans l'assiette.
- ***Fruits.*** Nature également. Comme les légumes, ils sont dénoyautés, coupés en oreillons, épluchés, émincés… Ils seront toujours là en cas d'envie subite de dessert un peu sympa. Quelques minutes à la casserole et hop !, une compote !

Du côté de l'épicerie salée

- ***Des graines de sésame***, très parfumées et pleines de bons acides gras.

- ***Différentes épices***, qui permettent de varier les recettes avec zéro calorie à la clé. Curcuma, gingembre, noix de muscade, poivre…
- ***Un flacon d'huile d'olive vierge extra première pression à froid***, la meilleure pour cuisiner « santé » puisqu'elle supporte les températures élevées.
- ***Une bouteille de bon vinaigre de vin***, pour les vinaigrettes.

Du côté de l'épicerie sucrée

- ***Un petit pot de miel et un flacon de sirop d'érable.*** Tous deux sources de minéraux, un peu moins caloriques que le sucre blanc, ils sucrent les desserts de façon beaucoup plus intéressante que ce dernier, vide de tout nutriment pertinent.
- ***Du fructose*** (rayon diététique). Pour certains desserts, notamment ceux qui doivent cuire au four. D'apparence en tout point semblable au sucre, il a l'avantage de s'utiliser en quantité moindre (60 g de fructose remplacent 100 g de sucre) et possède un index glycémique bas.
- ***Un flacon de cannelle en poudre***, la meilleure amie des desserts light. Sa saveur douce apporte de la rondeur aux compotes et desserts à base de fruits, et remplace la confiture ou le sucre dans les fromages blancs et yaourts. Bon point supplémentaire : elle renferme un composé qui aide à stabiliser la glycémie.

La préparation

Pensez à vous mettre au-dessus de l'évier avant d'ouvrir le paquet, un peu d'eau va s'écouler. Ça sent le poisson ? Oui, et c'est tout à fait normal. De toute façon, il faut rincer abondamment le bloc ou les vermicelles de konnyaku sous un filet d'eau froide. L'odeur disparaît totalement.

Ensuite, le produit doit être ébouillanté dans une casserole d'eau frémissante pendant environ une minute. On ré-égoutte, on découpe en cubes, en dés, en lamelles… et là, on peut enfin passer aux choses sérieuses, c'est-à-dire aux recettes.

Qu'est-ce que j'en fais ?

Des entrées froides ou chaudes, des soupes, des plats chauds, particulièrement des recettes mijotées avec des légumes et du bouillon, ou encore des desserts. À savoir : plus le konjac cuit, plus il se gorge des saveurs des aliments qui l'entourent. Vous pouvez cuisiner la veille et déguster vos préparations le lendemain, elles n'en seront que meilleures. Pas de crainte non plus concernant la cuisson, le konnyaku a beau être composé d'eau, il ne battra pas d'un cil, c'est à dire qu'il ne fondra pas. De notre côté, nous voulions voir ce qu'il avait dans le ventre. Nous nous sommes donc amusées à lui faire subir toute une batterie d'épreuves et l'avons fait bouillir, mijoter dans des sauces, gratiner au four, poêler, frire, et même passer au micro-ondes. Bilan ? Rien, zéro, nada, aucune fonte, nos cubes sont restés parfaitement cubiques. De l'eau solide qui ne fond pas, étonnant, non ?

Combien de temps je le garde ?

Non ouvert, le konnyaku en sachet se conserve sans problème 6 mois au réfrigérateur. Nos recettes sont conçues pour 4 personnes, mais si vous n'êtes que deux, ou seul, et que vous préférez diviser les quantités par deux et donc n'utiliser qu'une partie de votre bloc, vous pouvez conserver le reste (dans une boîte hermétique afin qu'il ne diffuse pas son odeur à tout le réfrigérateur)

Préparation du konjac : mode d'emploi

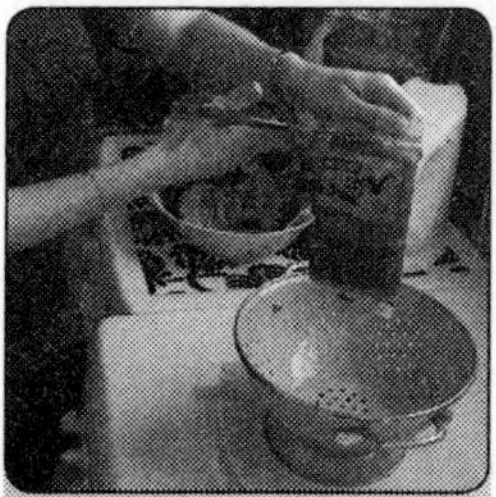

❶ Ouvrir le sachet

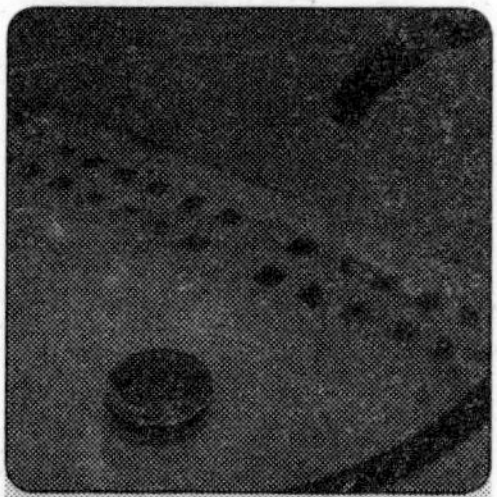

❷ Rincer abondamment le bloc sous un filet d'eau froide

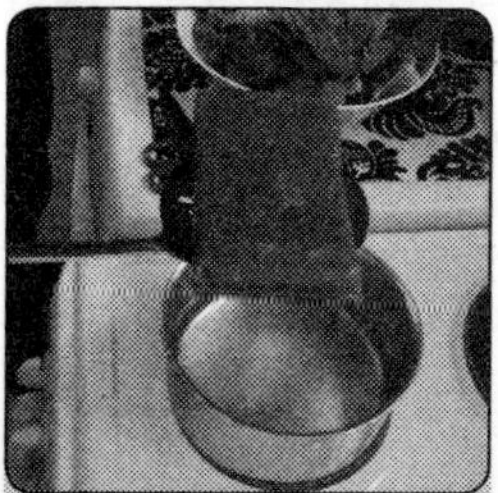

❸ Ébouillanter dans une casserole d'eau frémissante

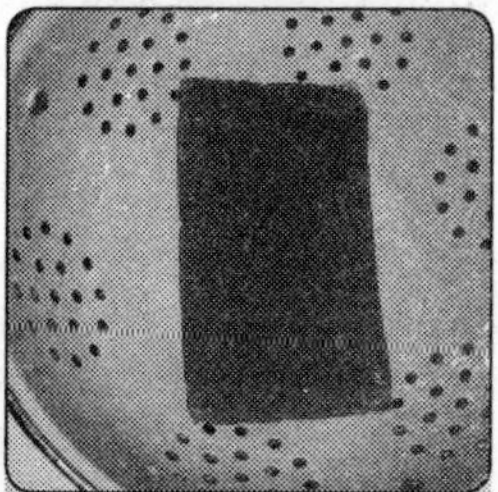

❹ Égoutter à nouveau

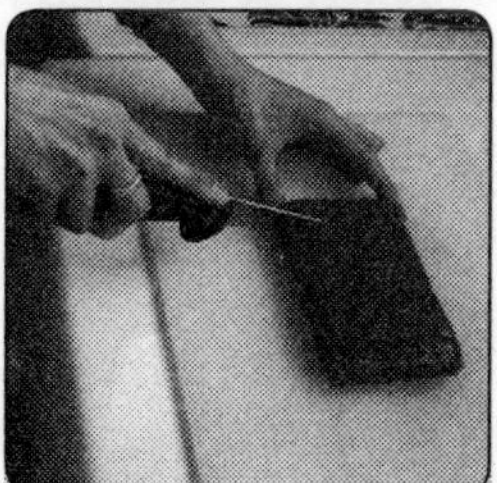

❺ Découper en cubes, en dés, en lamelles…

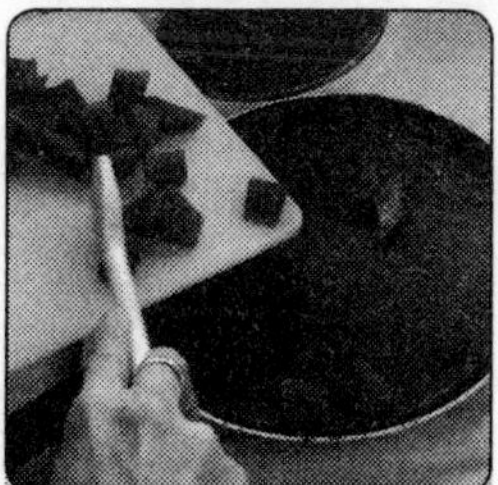

❻ Jeter les cubes dans une poêle chaude

2 à 3 jours. En revanche, le konnyaku n'aime pas trop le congélateur. Évitez de congeler un bloc entier dans son sachet, par exemple : l'opération le rend caoutchouteux et forme une petite pellicule à sa surface.

Et la poudre, je peux m'en servir en cuisine ?

Les plus connus des grands chefs se servent régulièrement de poudre de konjac lorsqu'ils souhaitent obtenir des textures innovantes ou créer de nouvelles formes d'aliments. Notez toutefois que cette utilisation culinaire reste réservée aux cuisiniers aguerris ou aux amateurs habitués, car la poudre de konjac a beau être un épaississant, on ne peut pas s'en servir comme de la Maïzena ou de la fécule de pomme de terre. Pour compliquer le tout, les quantités employées sont de l'ordre du gramme, et les erreurs de manipulation ou de dosage arrivent vite.

Épaissir, épaissir...

En cuisine, nous passons notre temps à épaissir des préparations. C'est le cas des sauces (blanches, Béchamel...), des crèmes desserts (anglaises, pâtissières...), des glaces, de la crème Chantilly, des potages... Pour cela, plusieurs options : leur ajouter des ingrédients sources d'amidon (*farines, fécules de pomme de terre ou de maïs, crèmes de riz, d'orge..., tapioca, semoule, pommes de terre...*), les réfrigérer ou les congeler, ou encore les « foisonner[7] » comme c'est le cas lorsqu'on bat de la crème Chantilly.

7. Remplir d'air.

Les professionnels de l'agroalimentaire disposent, eux, d'autres épaississants. Entre autres, on recense :

- ***La farine de caroube*** : extraite de la farine du caroubier, un arbre originaire des pays méditerranéens, elle est utilisée pour ses propriétés épaississantes et stabilisantes. On la trouve notamment dans les glaces et les sorbets, dont elle optimise l'aspect et la texture. A ne pas confondre avec la poudre de caroube, disponible en magasins diététiques, et qui s'utilise comme ersatz de poudre chocolatée.
- ***La gomme xanthane*** : c'est une farine extraite d'une bactérie élevée en cuve. Elle épaissit les produits auxquels elle est ajoutée, en retenant l'eau et en apportant de la viscosité. C'est pourquoi elle est très utilisée dans les sauces et mayonnaises allégées car elle les stabilise tout en donnant une sensation de « gras » en bouche. Elle s'emploie dans de nombreuses sauces prêtes à l'emploi, comme les vinaigrettes, mayonnaises et rémoulades.
- ***La gomme de guar*** : extraite d'une graine de légumineuse qu'on trouve surtout en Inde (Cyamopsis tetragonolobus), elle est présente dans de nombreux produits industriels ; sauces, soupes, gelées, produits surgelés, pâtes… Elle entre également dans la composition de produits destinés aux allergiques. Pour les pains et pâtes sans gluten, elle compense le moelleux habituellement apporté par ce dernier. Pour les produits sans œufs, elle apporte également du volume mais avec un effet émulsifiant moindre.
- ***La gomme de tara*** : issue des graines d'un arbuste appartenant également à la famille des légumineuses. Son pouvoir épaississant est doublé de l'apport d'une sensation de crémeux et d'onctuosité. Elle permet une bonne rétention d'eau dans les glaces et en boulangerie, donne du moelleux aux pains tout en ralentissant le rancissement de l'amidon.

- ***Et... la poudre de konjac*** : à raison de quelques grammes, il épaissit les liquides (eau, lait, jus, coulis...). Il donne du moelleux aux pains et viennoiseries en retenant l'eau et optimise leur conservation. Il apporte aussi du gonflant et sert de substitut aux œufs. Grâce à lui, il est techniquement possible de fabriquer un quatre-quarts sans aucun œuf ! Enfin, il a la capacité de restituer en bouche une texture proche de celle donnée par les matières grasses (comme celle du chocolat qui fond sous le palais).

Focus sur l'utilisation de la poudre de konjac

Dans un liquide (eau, jus de fruits, infusion, lait...)
La poudre de konjac doit être versée en pluie fine puis être mixée 15 à 30 secondes afin de permettre une bonne répartition et d'éviter les grumeaux. Elle va alors gonfler en quelques minutes. Comme elle a tendance à se déposer au fond de la préparation, il est souvent nécessaire de fouetter à nouveau pour réuniformiser le tout. Résultat : une consistance épaisse, qui ressemble un peu à celle des entremets à la semoule fine ou au tapioca.

Le liquide de dissolution peut être chaud ou froid. Une température de 30 à 35 °C améliore toutefois l'homogénéité du mélange.

Ces propriétés permettent ainsi d'épaissir des préparations sans devoir ajouter de farine, de crème ou de pomme de terre et donc sans calorie supplémentaire. Et donc ? Donc ses applications minceur sont pléthore :

- rattraper une purée un peu trop liquide,
- donner de l'épaisseur à un potage aux légumes verts,
- épaissir une compote de fruits ayant rendu beaucoup d'eau (rhubarbe, prunes, pêches, brugnons...),

- apporter de l'onctuosité à une tasse de chocolat chaud préparée au lait écrémé,
- réaliser une crème pâtissière sans farine à partir d'une crème anglaise,
- épaissir un riz au lait dans lequel on a utilisé moitié moins de riz que d'habitude,
- préparer un milk-shake sans crème glacée, à partir d'un simple bol de lait (vache, soja, riz, amande...) aromatisé selon vos goûts (eau de rose ou de fleur d'oranger, arôme d'amande amère, vanille, cacao...)

Dans une pâte ou un gâteau

À la place de 2 œufs, utilisez 1,5 g de konjac et 120 ml d'eau. Mélanger la poudre à sec dans la farine ou le sucre optimise sa répartition.

Dans une terrine ou une farce de volaille :

La poudre de konjac permet alors de donner le moelleux et le gonflant à des farces réalisées sans « panade », un mélange de mie de pain et de lait qu'on ajoute généralement aux viandes hachées pour les rendre plus savoureuses.

Envie de faire vos premiers pas ? Commencez par la sauce apéritif hyper light, p. 86, et si la manipulation vous semble simple, à vous les cailles farcies, p. 106.

45 recettes au konjac

Côté salé

1. Carottes confites au konjac
2. Cassoulet express de konjac
3. Curry de crevettes à la mangue
4. Curry de dinde *sweet sweet*
5. Dip apéritif au persil[8]
6. Filet mignon aux vermicelles et aux champignons parfumés
7. Fricassée crémée aux poireaux
8. Gâteaux *spicy* de crabe aux vermicelles
9. Gratin de la mer
10. Gratinée en direct du potager
11. Konjac aux lentilles corail
12. Mijoté de konjac aux aubergines et aux tomates
13. Mini-flans à la ratatouille
14. Paëlla Geisha
15. Petites cailles farcies à la julienne de légumes[9]
16. Petits flans forestiers

---

8. Recette de la société Kalys, distributeur de poudre de konjac www.gastronomie.kalys.com

9. Recette de Bertrand Simon, chef et créateur du site www.chefsimon.com

17. Piperade « Plus Faim Après »
18. Poêlée de légumes au sésame
19. Poêlée marine aux brocolis
20. Poêlée tropicale à l'ananas
21. Potage aux œufs durs
22. Potage « lendemain de fête »
23. Potage glacé à la coriandre
24. Poulet aux tomates et aux olives
25. Quiche Pas Tarte aux artichauts
26. Ramequins nippons de thon
27. Risotto Yamato aux artichauts
28. Riz comme mon ami Hiroshi
29. Salade au jambon Working Girl
30. Salade de concombre à la Thaïe
31. Salade « Oui mon Chou ! »
32. Saumon rôti Teriyaki
33. Sauté de bœuf « Chaud devant »
34. Tajine Light de dinde aux abricots
35. Tortilla comme à Osaka
36. Velouté de maïs
37. Wok au thon et aux oignons
38. Wok Popeye

Côté sucré

39. Clafoutis aux pommes
40. Gelée de fruits rouges « double effet minceur »
41. Granité de fraises
42. Petits flans à l'ananas
43. Pudding au chocolat et aux raisins secs
44. Salade de fruits « Tutti Konnyaki » d'été
45. Salade de fruits « Tutti Konnyaki » d'hiver

Un pictogramme vous indiquera chaque fois s'il s'agit de poudre, de bloc ou de vermicelles. Il vous reste des questions ? Notre chef, Maître Taka, est là pour vous donner ses trucs à chaque recette.

Pictogramme du konjac en poudre

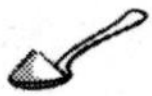

Pictogramme du konjac en bloc

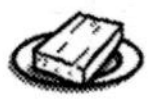

Pictogramme du konjac en vermicelles

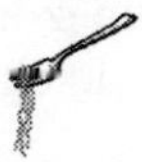

Les étoiles indiquent le niveau de difficulté :

★ = facile

★ ★ = moyen

★ ★ ★ = difficile

CAROTTES CONFITES AU KONJAC

★

Pour 4 personnes • Préparation : 10 min • Cuisson : 20 min

- 1 bloc de konjac
- 600 g de carottes
- 1 oignon
- 1 gousse d'ail
- 3 c. à s. d'huile d'olive
- ½ c. à c. de graines de cumin
- 1 pincée de quatre-épices
- sel, poivre

Égouttez le konjac dans une passoire et rincez-le sous un filet d'eau froide. Plongez-le 1 min dans une casserole d'eau frémissante puis égouttez à nouveau et coupez-le en cubes.

Épluchez les carottes, coupez-les en rondelles. Épluchez l'oignon et la gousse d'ail, hachez finement le tout.

Chauffez l'huile dans une cocotte, faites revenir le hachis d'oignon et d'ail puis ajoutez les carottes. Saupoudrez avec les épices, salez, poivrez, ajoutez le konjac et mélangez.

Couvrez d'eau à hauteur et laissez cuire 15 min environ sur feu vif, jusqu'à ce que le liquide soit évaporé.

Le conseil de Maître Taka

Si vous aimez les saveurs acidulées, versez le jus d'un demi-citron au moment d'ajouter le konjac.

Cassoulet express de konjac

★

Pour 4 personnes • Préparation : 5 min • Cuisson : 10 min

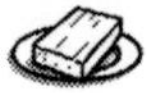

- 1 bloc de konjac
- 200 g de talon de jambon
- 500 g de haricots blancs cuits (au naturel, en bocal)
- 1 branche de thym
- 1 feuille de laurier
- sel, poivre

Égouttez le konjac dans une passoire et rincez-le sous un filet d'eau froide. Plongez-le 1 min dans une casserole d'eau frémissante puis égouttez à nouveau. Coupez-le en cubes.

Coupez le talon de jambon en dés. Mettez les haricots blancs dans une casserole avec la feuille de laurier. Salez légèrement, poivrez, ajoutez les cubes de konjac et les dés de jambon, puis faites mijoter 10 min sur feu doux.

Ôtez la feuille de laurier, parsemez de thym et servez.

Le conseil de Maître Taka

Vous pouvez aussi utiliser des haricots blancs frais (faites-les alors cuire 25 à 30 min) ou surgelés.

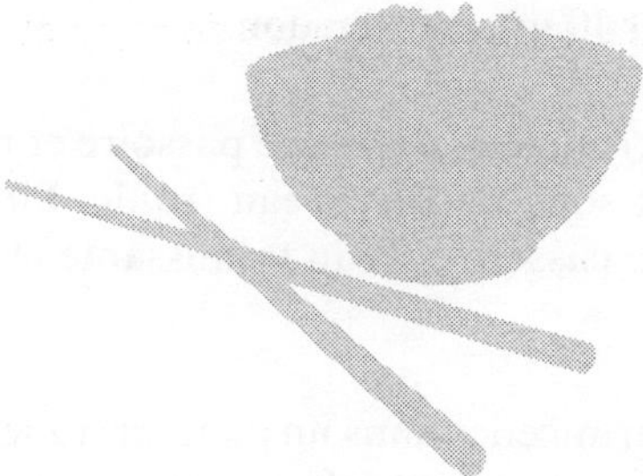

CURRY DE CREVETTES À LA MANGUE

★★

Pour 4 personnes • Préparation : 10 min • Cuisson : 15 à 20 min

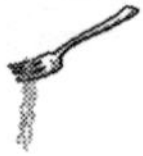

- 1 paquet de vermicelles de konjac
- 400 g de crevettes cuites et décortiquées
- 20 cl de lait de coco
- 1 c. à s. de gingembre frais râpé
- 1 mangue un peu ferme
- 1 c. à c. de ras-el-hanout (mélange d'épices)
- 1 c. à s. de graines de sésame
- 2 c. à s. de coriandre ciselée
- 2 c. à s. d'huile d'olive
- sel, poivre

Coupez la mangue en deux, ôtez le noyau et détaillez la chair en cubes en éliminant la peau.

Chauffez l'huile dans une sauteuse ou un wok, faites dorer les crevettes et le gingembre râpé pendant 2 min en remuant. Salez, poivrez, saupoudrez de ras-el-hanout, puis ajoutez les cubes de mangue et le lait de coco. Couvrez et faites mijoter 10 min sur feu doux.

Égouttez les vermicelles dans une passoire et rincez-les abondamment sous un filet d'eau froide. Plongez-les 1 min dans une casserole d'eau frémissante et égouttez à nouveau.

Disposez les vermicelles dans un plat, servez le curry au centre, parsemez de graines de sésame et de coriandre ciselée. Servez aussitôt.

Le conseil de Maître Taka

Si vous n'avez pas l'habitude d'utiliser de la racine de gingembre fraîche, achetez du gingembre prêt l'emploi au rayon surgelé. Déjà pelé et coupé en mini-dés, il suffit de le doser directement dans une cuillère avant de l'ajouter sans décongélation dans la préparation.

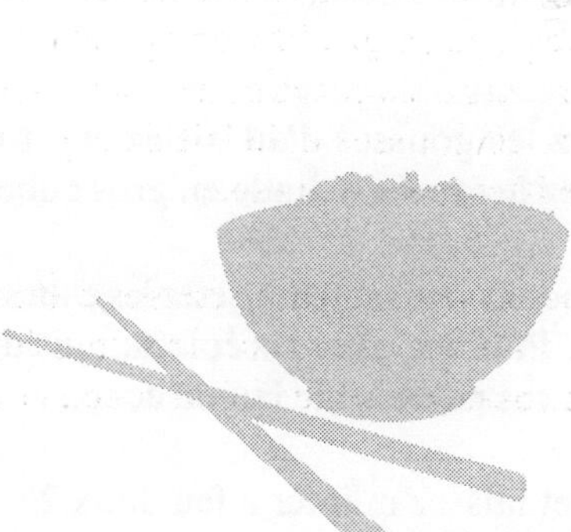

CURRY DE DINDE SWEET SWEET

★

Pour 4 personnes • Préparation : 10 min • Cuisson : 30 min

- 1 bloc de konjac
- 400 g de sauté de dinde désossé
- 30 cl de lait de coco
- 100 g de fromage blanc
- 6 tomates pelées, égouttées
- 2 oignons
- 3 gousses d'ail
- 1 c. à c. de curcuma
- 1 pincée de cannelle
- 1 c. à s. d'huile d'olive
- sel, poivre

Égouttez le konjac dans une passoire et rincez-le sous un filet d'eau froide. Plongez-le 1 min dans une casserole d'eau frémissante puis égouttez à nouveau. Coupez-le en cubes.

Pelez et pressez les gousses d'ail, pelez et émincez les oignons. Coupez le sauté de dinde en gros cubes.

Chauffez l'huile dans une sauteuse, jetez les cubes de dinde, l'ail et l'oignon. Poudrez avec les épices, puis ajoutez le konjac, les tomates pelées et le lait de coco.

Salez, poivrez et laissez mijoter à feu doux 25 à 30 min. À la fin de la cuisson, incorporez le fromage blanc et ôtez du feu.

Le conseil de Maître Taka

Le lait de coco est typique des recettes de curry mais si vous n'aimez pas sa saveur un peu douce, vous pouvez parfaitement le remplacer par de la crème allégée. Attention à ne plus faire bouillir la préparation après avoir ajouté le fromage blanc, il risquerait de coaguler.

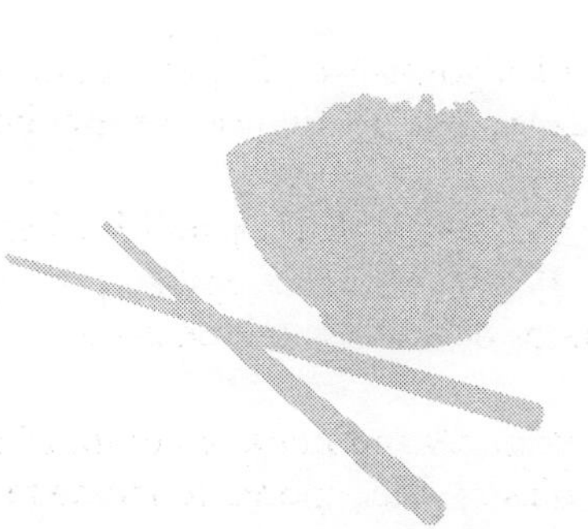

DIP APÉRITIF AU PERSIL[10]

★

Pour 1 ramequin de dip • Préparation : 2 min • Réfrigération : 30 min

- 2 g de poudre de konjac
- 30 cl de lait demi-écrémé (ou de soja)
- 4 c. à s. de persil ciselé
- sel, poivre

Délayez le konjac dans le lait, ajoutez le persil, salez, poivrez et mixez le tout 15 secondes (vous pouvez utiliser un mixeur plongeant si vous en avez un).

Laissez reposer 30 min environ, battez à nouveau (à la fourchette) et servez frais, avec des bâtons de légumes crus : carotte, concombre, fleurettes de chou-fleur, branches de céleri…

Consommez en une fois car le dip continue à épaissir et ne se conserve pas.

10. Recette de la société Kalys

Le conseil de Maître Taka

Sur le même principe, réalisez un dip aromatisé. Selon vos goûts, ajoutez 1 c. à s. de concentré de tomate, 1 c à s. de moutarde à l'ancienne, les herbes de votre choix (coriandre, ciboulette, estragon…).

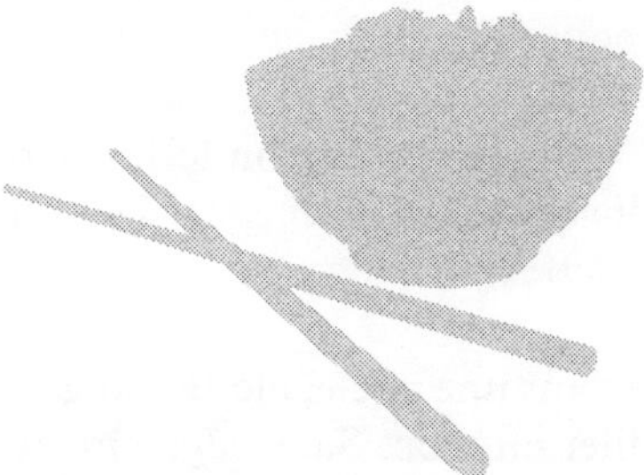

Filet mignon aux vermicelles et aux champignons parfumés

★

Pour 4 personnes • Préparation : 15 min • Cuisson : 30 min

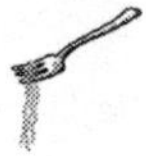

- 1 paquet de vermicelles de konjac
- 400 g de filet mignon
- 25 g de champignons parfumés déshydratés
- 1 oignon
- 1 c. à s. d'huile d'olive
- 1 c. à s. de miel
- 1 c. à s. de sauce soja
- 1 c. à s. de graines de sésame
- sel, poivre

Faites réhydrater les champignons parfumés 10 min dans un saladier rempli d'eau.

Pendant ce temps, égouttez les vermicelles de konjac dans une passoire et rincez-les sous un filet d'eau froide. Plongez-les 1 min dans une casserole d'eau frémissante puis égouttez à nouveau.

Pelez l'oignon, émincez-le en rondelles. Coupez les champignons réhydratés en morceaux. Détaillez le filet mignon en aiguillettes.

Chauffez l'huile dans une poêle, mettez l'oignon à dorer puis ajoutez le filet mignon. Salez légèrement, poivrez. Faites revenir 2 min, ajoutez les champignons, versez le miel, la sauce soja, un peu d'eau, baissez le feu et laissez mijoter 20 min en remuant de temps à autre.

Ajoutez les vermicelles, mélangez rapidement et parsemez de sésame.

Le conseil de Maître Taka

Ne confondez pas champignons parfumés et champignons noirs. Plus charnus, les champignons parfumés se trouvent dans certaines épiceries asiatiques et offrent une saveur plus délicate. Mais rien ne vous empêche d'utiliser les uns à la place des autres.

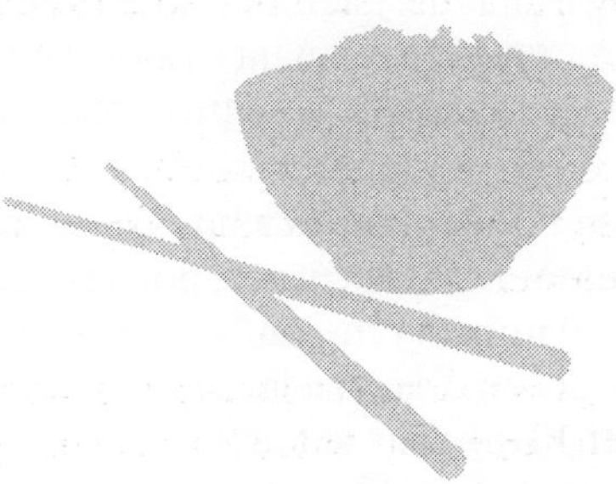

FRICASSÉE CRÉMÉE AUX POIREAUX

★

Pour 4 personnes • Préparation : 5 min • Cuisson : 25 min

- 1 bloc de konjac blanc de préférence
- 800 g de blancs de poireaux
- 3 c. à s. d'huile d'olive
- 10 cl de crème allégée à 8 % (ou de crème de soja)
- 1 pincée d'herbes de Provence
- sel, poivre

Égouttez le konjac et rincez-le sous un filet d'eau froide. Plongez-le 1 min dans une casserole d'eau bouillante puis égouttez à nouveau. Coupez-le en deux dans le sens de la longueur puis recoupez chaque moitié en fines tranches.

Rincez les blancs de poireaux, éliminez les radicelles et coupez-les en fins tronçons (5 mm environ).

Chauffez 1 c. à s. d'huile dans une sauteuse ou un wok. Quand elle est bien chaude, jetez les tranches de konjac et faites-les sauter 2 à 3 min en remuant à l'aide d'une spatule. Transférez le konjac dans une assiette et réservez.

Versez le reste de l'huile dans la sauteuse et chauffez à nouveau. Ajoutez les poireaux, salez, poivrez et faites-les fondre pendant 10 min en remuant à l'aide de la spatule. Versez la crème, un peu d'eau, mélangez, ajoutez le konjac et laissez mijoter 10 min sur feu doux.

Parsemez d'herbes de Provence et servez.

Le conseil de Maître Taka

S'il vous reste des verts de poireaux, ne les jetez pas et utilisez-les pour en faire un potage. Cuisez-les avec 2 courgettes (pour le liant), des carottes, des navets, du chou… (10 min à l'autocuiseur après rotation de la soupape) puis moulinez le tout au moulin à légumes, qui permet de retenir et d'éliminer les fils.

GÂTEAUX « SPICY » DE CRABE AUX VERMICELLES

★

Pour 8 ramequins • Préparation : 10 min • Cuisson : 15 min

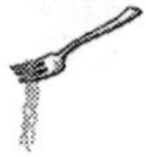

- 1 paquet de vermicelles de konjac
- 250 g de chair de crabe
- 3 œufs
- 10 cl de crème allégée à 8 % (ou de crème de soja)
- 1 pincée de piment de Cayenne
- sel, poivre

Préchauffez le four th. 7 (210 °C).

Égouttez les vermicelles dans une passoire et rincez-les sous un filet d'eau froide. Plongez-les 1 min dans une casserole d'eau frémissante puis égouttez à nouveau.

Dans un saladier, battez les œufs en omelette avec la crème, le piment de Cayenne, le sel et le poivre. Ajoutez la chair de crabe bien égouttée.

Répartissez les vermicelles dans des ramequins individuels beurrés allant au four, en ne les remplissant pas à plus de la moitié.

Versez ensuite par-dessus le mélange aux miettes de crabe, et glissez au four 15 min.

Laissez tiédir quelques minutes, démoulez puis servez chaud ou froid.

Le conseil de Maître Taka

Vous pouvez bien évidemment remplacer la chair de crabe par des miettes de surimi. Idée de service : proposez un coulis de tomate relevé de ciboulette ciselée en accompagnement des petits gâteaux. Avec une grosse salade verte, ces gâteaux peuvent ainsi constituer un plat léger.

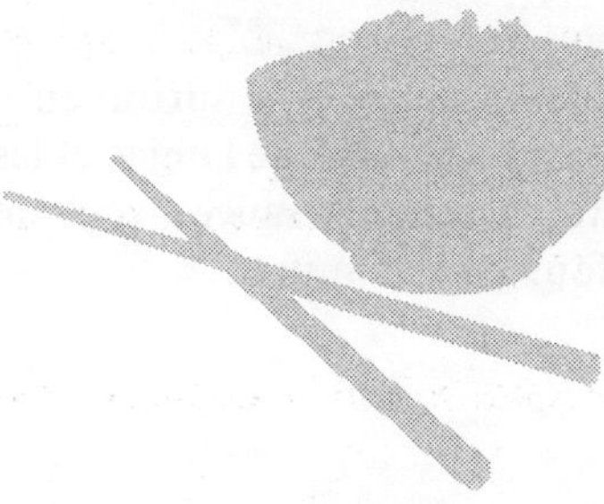

GRATIN DE LA MER

★★

Pour 4 personnes • Préparation : 10 min • Cuisson : 25 à 30 min

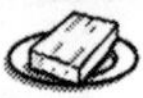

- 1 bloc de konjac
- 300 g de moules (surgelées)
- 200 g de cabillaud
- 4 bâtons de surimi
- 100 g de champignons de Paris
- 20 cl de vin blanc sec
- 30 g de farine
- 1 c. à s. d'huile d'olive
- 25 cl de crème allégée à 8 %
- sel, poivre

Égouttez le bloc de konjac et rincez-le sous un filet d'eau froide. Plongez-le 1 min dans une casserole d'eau frémissante puis égouttez à nouveau. Coupez-le en cubes.

Préchauffez le four th. 6 (180 °C). Nettoyez les champignons, coupez-les en tranches. Chauffez l'huile dans une sauteuse. Faites dorer les champignons, saupoudrez de farine et mélangez bien. Versez le vin blanc et faites épaissir sur feu doux en tournant régulièrement. Incorporez la crème, salez, poivrez.

Coupez le cabillaud en cubes et le surimi en tronçons. Disposez-les, ainsi que les cubes de konjac et les moules, dans un plat à gratin. Nappez de sauce aux champignons et faites cuire au four 20 à 25 min.

Le conseil de Maître Taka

Servez parsemé de persil ciselé et accompagnez, si vous le souhaitez, de haricots verts vapeur.

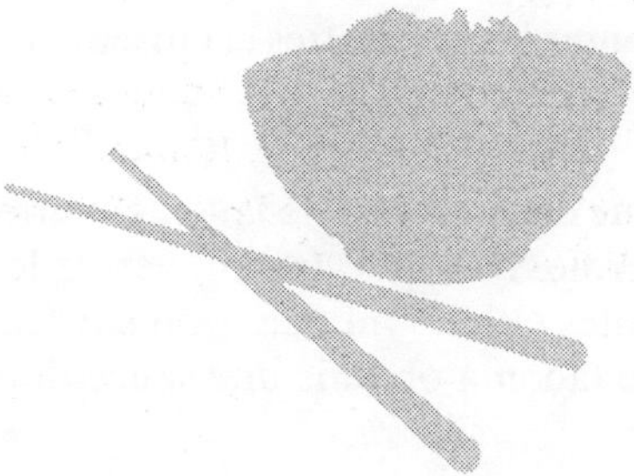

GRATINÉE EN DIRECT DU POTAGER

★

Pour 4 personnes • Préparation : 10 min • Cuisson : 30 min

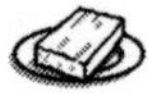

- 1 bloc de konjac
- 40 g de farine
- 40 cl de lait demi-écrémé (ou de soja)
- 3 carottes
- 3 courgettes
- 6 feuilles de sauge (ou 1 c. à c. d'herbes de Provence)
- 2 c. à s. de parmesan râpé
- sel, poivre

Égouttez le konjac et rincez-le sous un filet d'eau froide. Plongez-le 1 min dans une casserole d'eau bouillante et égouttez à nouveau. Coupez-le en cubes.

Épluchez les carottes, rincez-les ainsi que les courgettes et coupez-les en bâtonnets de 5 cm de long.

Faites cuire les carottes à l'eau bouillante salée pendant 10 min, puis ajoutez les courgettes et cuisez encore 5 min. Égouttez.

Délayez la farine dans un peu de lait et chauffez le reste dans une casserole. Dès qu'il frémit, versez le mélange lait-farine et faites cuire 5 min environ sur feu doux en mélangeant, de façon à obtenir une sauce fluide. Salez, poivrez.

Ajoutez les cubes de konjac et les bâtonnets de légumes, mélangez pour bien les enrober de sauce et versez le tout dans un plat à four. Recouvrez de parmesan, répartissez les feuilles de sauge (ou les herbes de Provence) et faites gratiner 10 min.

Le conseil de Maître Taka

Pas de courgettes à portée de main ? Remplacez-les par des salsifis en boîte égouttés. Dans ce cas, pas besoin de les faire cuire.

Konjac aux lentilles corail

★

Pour 4 personnes • Préparation : 10 min • Cuisson : 25 min

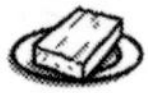

- 1 bloc de konjac
- 250 g de lentilles corail
- 1 gousse d'ail
- 1 oignon
- 2 carottes
- 1 blanc de poireau
- 4 c. à s. de persil ciselé
- 1 c. à s. d'huile d'olive
- sel, poivre

Égouttez le konjac dans une passoire et rincez-le sous un filet d'eau froide. Plongez-le 1 min dans une casserole d'eau frémissante puis égouttez à nouveau. Coupez-le en cubes.

Épluchez l'ail et l'oignon, émincez-les finement. Épluchez les carottes, détaillez-les en dés. Rincez le blanc de poireau et coupez-le en tranches.

Chauffez l'huile dans une cocotte, faites revenir l'ail, l'oignon, les carottes et le poireau 3 min, salez, poivrez, puis ajoutez les cubes de konjac et les lentilles. Mélangez, couvrez d'eau et laissez cuire 20 min environ à feu moyen.

Servez parsemé de persil.

Le conseil de Maître Taka

Voici une version du petit salé aux lentilles fort colorée… et infiniment plus light, cela va de soi. Et adoptez les lentilles corail, de couleur rose orangé : très savoureuses, elles cuisent encore plus vite que leurs cousines vertes.

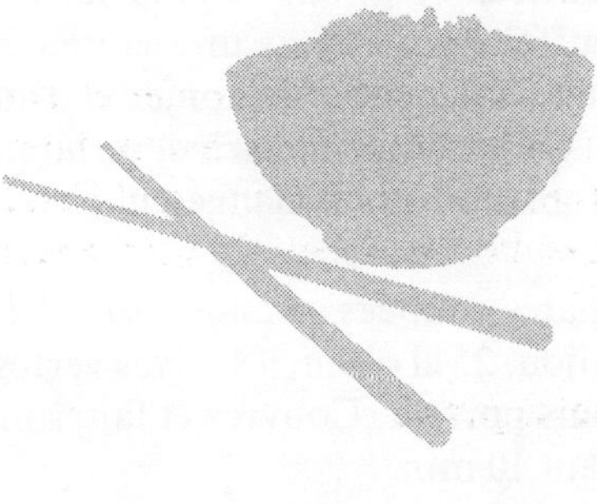

Mijoté de konjac aux aubergines et aux tomates

★

Pour 4 personnes • Préparation : 10 min • Cuisson : 15 min

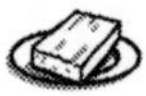

- 1 bloc de konjac
- 1 oignon
- 6 tomates pelées
- 2 aubergines
- 2 c. à s. d'huile d'olive
- 1 c. à s. de farine
- 1 cube de bouillon de légumes bio
- 100 g d'olives vertes dénoyautées
- poivre

Égouttez le konjac dans une passoire et rincez-le sous un filet d'eau froide. Plongez-le 1 min dans une casserole d'eau frémissante puis égouttez à nouveau. Coupez-le en cubes.

Épluchez et émincez l'oignon. Coupez les aubergines en cubes. Chauffez l'huile dans une sauteuse et faites revenir l'oignon avec les cubes de konjac et d'aubergines pendant 2 min. Saupoudrez de farine, mélangez bien et faites cuire encore 3 min en mélangeant.

Ajoutez les tomates coupées en cubes, sans les égoutter, le cube de bouillon, 25 cl d'eau, les olives vertes coupées en rondelles, puis poivrez. Couvrez et faites mijoter sur feu doux pendant 10 min.

Le conseil de Maître Taka

Ne rajoutez pas de sel : le cube de bouillon et les olives s'en occupent !

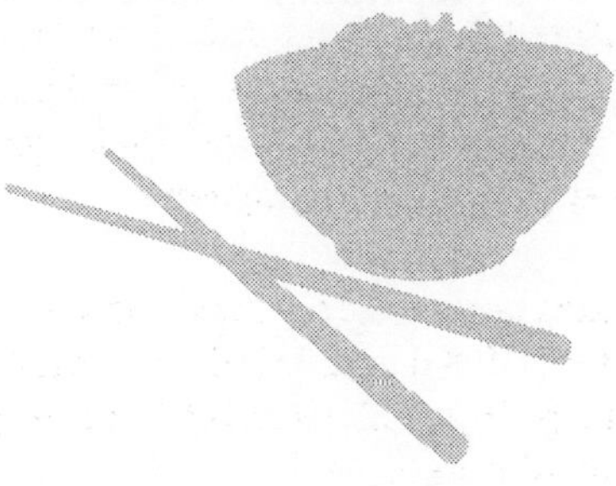

Mini-flans à la ratatouille

★

Pour 8 ramequins • Préparation : 10 min • Cuisson : 30 min

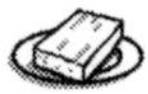

- 1 bloc de konjac
- 500 g de ratatouille (soit une grande boîte)
- 4 œufs
- 20 cl de crème allégée à 8 % (ou de crème de soja)
- 1 c. à c. d'herbes de Provence
- 40 g de parmesan râpé
- sel, poivre

Égouttez le konjac et rincez-le sous un filet d'eau froide. Plongez-le 1 min dans une casserole d'eau frémissante et égouttez à nouveau. Coupez-le en cubes.

Battez les œufs avec la crème, les herbes, le parmesan, du sel et du poivre. Ajoutez la ratatouille et les cubes de konjac.

Préchauffez le four th. 7 (210 °C). Huilez des ramequins individuels, versez la préparation et faites cuire 30 min.

Attendez 5 min avant de démouler.

Le conseil de Maître Taka

Servez ces mini-flans chauds, en garniture d'un poulet rôti ou d'un poisson cuit au four. Vous pouvez aussi en faire de petites entrées en les présentant sur un lit de roquette.

PAELLA GEISHA

★★

Pour 4 personnes • Préparation : 10 min • Cuisson : 25 à 30 min

- 1 bloc de konjac
- 3 oignons
- 3 tomates pelées
- 1 poivron rouge
- 1 dose de safran
- 10 cl de vin blanc sec
- 400 g de mélange de fruits de mer (surgelé)
- 250 g de riz long grain
- 1 cube de bouillon de légumes bio
- 1 c. à s. d'huile d'olive
- sel, poivre

Égouttez le konjac dans une passoire et rincez-le sous un filet d'eau froide. Plongez-le 1 min dans une casserole d'eau frémissante puis égouttez à nouveau. Coupez-le en cubes.

Épluchez les oignons, émincez-les finement. Égouttez les tomates, coupez-les en gros dés. Épépinez le poivron et coupez-le en lanières.

Chauffez 40 cl d'eau avec le cube de bouillon pour le dissoudre.

Chauffez l'huile dans une sauteuse, faites dorer les oignons et le poivron pendant 5 min. Ajoutez le konjac, faites dorer 5 min puis ajoutez le riz, les tomates, le safran, le mélange de fruits de mer, le bouillon et le vin blanc. Salez, poivrez et laissez mijoter 20 à 25 min.

Le conseil de Maître Taka

Vous pouvez aussi réaliser une version de paëlla plus traditionnelle, en ajoutant 2 escalopes de poulet coupées en cubes.

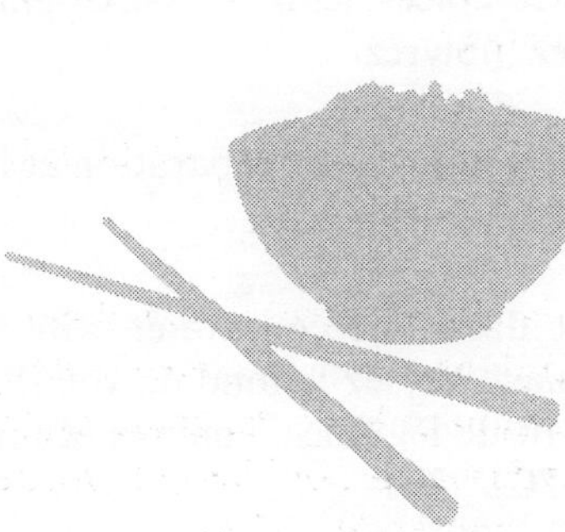

PETITES CAILLES FARCIES À LA JULIENNE DE LÉGUMES[11]

★★★

Pour 4 personnes • Préparation : 20 min • Cuisson : 40 min

- 5 g de poudre de konjac
- 4 cailles vidées et ouvertes par le dos
- 200 g de viande de veau hachée
- 1 échalote
- 1 c. à s. de persil ciselé
- 1 pincée de quatre épices
- 1 œuf (ou 2 petits)
- 1 c. à s. de Cognac (facultatif)
- 600 g de julienne de légumes (surgelée)
- 20 cl de fond de volaille
- sel, poivre

Épluchez et émincez finement l'échalote. Mélangez-la à la viande hachée, ajoutez la poudre de konjac, le persil, la poudre de quatre-épices, les œufs et le Cognac si vous le souhaitez. Salez, poivrez.

Farcissez les cailles avec cette préparation et ficelez-les pour les refermer.

Chauffez l'huile dans une cocotte et faites dorer la julienne de légumes. Versez le fond de volaille, rangez les cailles sur le lit de légumes, couvrez et faites cuire 30 min th. 6 (180 °C).

11. Recette de Chef Simon

Sortez les cailles, ôtez les ficelles. Versez les légumes dans un plat à four, rangez les cailles par-dessus et passez le tout au four quelques minutes, simplement le temps de colorer les cailles. Servez aussitôt.

Le conseil de Chef Simon

La force de rétention d'eau du konjac permet de réaliser une farce sans mie de pain, très légère et aérée. Ne vous étonnez pas de la consistance de la farce, presque liquide. En cuisant, elle va gonfler et donner aux cailles un aspect bien dodu.
Si vous avez le temps, vous pouvez préparer vous-même la julienne de légumes, en détaillant carottes, navets, poireaux, oignons… en fines lanières.
La méthode
Éplucher, couper en tranches de 2 mm (pour les navets et les oignons) puis en bâtonnets dans le sens vertical ; couper en tronçons de 6 ou 8 cm (pour les carottes et les poireaux) puis en tranches verticales, puis en fin bâtonnets.

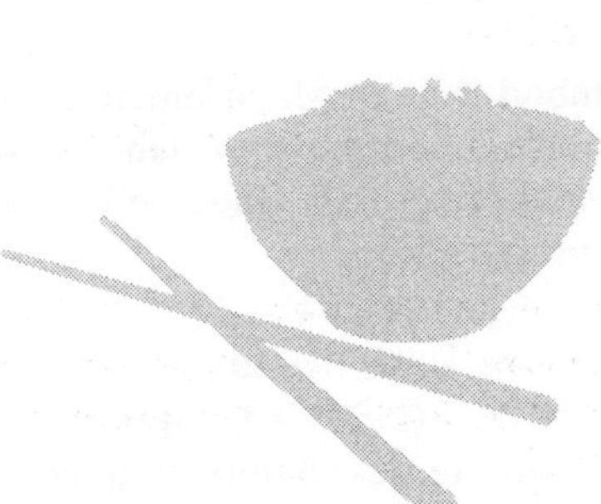

PETITS FLANS FORESTIERS

★

Pour 4 personnes • Préparation : 10 min • Cuisson : 20 min

- 1 bloc de konjac blanc
- 1 œuf
- 25 cl de crème allégée à 8 % + 2 c. à s.
- 20 g de parmesan râpé
- 2 tranches de jambon cru
- 1 boîte de champignons « mélange forestier »
- 1 c. à s. de persil ciselé
- poivre

Égouttez le konjac dans une passoire et rincez-le sous un filet d'eau froide. Plongez-le 1 min dans une casserole d'eau frémissante puis égouttez à nouveau. Coupez-le en gros morceaux puis mixez-le avec la crème pour obtenir un mélange fluide (il reste de petits morceaux de konjac, c'est normal).

Cassez l'œuf dans une terrine, battez-le en omelette avec le parmesan râpé. Ajoutez progressivement le mélange au konjac, poivrez.

Dégraissez le jambon et coupez-le en lanières. Saisissez-les 2 min dans une poêle antiadhésive préalablement chauffée, sans ajouter de matière grasse. Quand elles sont dorées, ajoutez-les à la préparation.

Versez la préparation dans des ramequins huilés puis faites cuire 20 min th. 7 (210 °C). Cinq minutes avant la fin de la cuisson, égouttez les champignons et réchauffez-les avec le reste de crème. Poivrez, parsemez de persil et servez autour des petits flans démoulés.

Le conseil de Maître Taka

La composition des « mélanges forestiers », disponibles au rayon conserves, varie selon les marques. Généralement, ils sont constitués de pleurotes, de lentins, de pholiotes, de bolets, de cèpes... À défaut, vous pouvez aussi utiliser 300 g de champignons de Paris mis à suer dans une poêle.

PIPERADE « PLUS FAIM APRÈS »

★

Pour 4 personnes • Préparation : 10 min • Cuisson : 20 min

- 1 bloc de konjac
- 4 tomates
- 1 poivron rouge
- 1 gousse d'ail
- 2 oignons
- 2 c. à s. d'huile d'olive
- 1 pincée de piment d'Espelette
- 4 œufs
- 4 tranches de jambon cru

Égouttez le konjac et rincez-le sous un filet d'eau froide. Plongez-le 1 min dans une casserole d'eau bouillante et égouttez à nouveau. Coupez-le en cubes.

Pelez les oignons et la gousse d'ail et émincez-les finement. Rincez les tomates et le poivron. Coupez les tomates en quatre puis retaillez-les en dés. Coupez le poivron en deux, éliminez les graines et détaillez la chair en lanières. Dégraissez les tranches de jambon et coupez-les en petits dés.

Chauffez l'huile dans une grande sauteuse ou un wok et faites dorer l'ail, les oignons et le jambon pendant 3 min en remuant régulièrement. Ajoutez les lanières de poivron et les cubes de konjac puis les dés de tomates et une ou deux pincées de piment d'Espelette. Mélangez et faites réduire sur feu doux pendant 10 min.

Quand il ne reste presque plus de liquide, battez les œufs en omelette et versez-les sur les légumes. Faites cuire le temps que l'omelette prenne.

Coupez en parts et servez aussitôt, avec une salade verte.

Le conseil de Maître Taka

Si vous redoutez les saveurs piquantes, ne vous inquiétez pas : le piment d'Espelette, à ne pas confondre avec le piment de Cayenne, offre une saveur parfumée et absolument pas agressive. Et puisque le jambon est déjà bien salé, pas besoin de rajouter de sel…

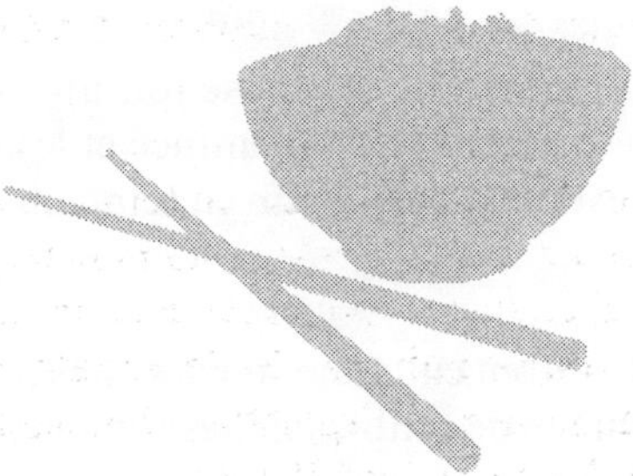

Poêlée de légumes au sésame

★

Pour 4 personnes • Préparation : 5 min • Cuisson : 15 min

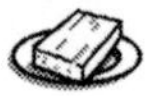

- 1 bloc de konjac
- 1 c. à s. d'huile d'olive
- 1 oignon rouge
- 200 g de fleurettes de brocoli
- 200 g de carottes
- 200 g de pois gourmands
- 2 c. à s. de sauce Sukiyaki[12]
- 1 c. à s. de graines de sésame

Épluchez les carottes, ôtez les extrémités de pois gourmands puis faites-les cuire avec les fleurettes de brocolis 10 min à la vapeur.

Pendant ce temps, égouttez le konjac dans une passoire et rincez-le sous un filet d'eau froide. Plongez-le 1 min dans une casserole d'eau frémissante puis égouttez à nouveau et coupez-le en cubes. Épluchez et émincez finement l'oignon rouge.

Chauffez l'huile dans une sauteuse (ou un wok). Dès qu'elle est chaude, jetez l'oignon émincé et les cubes de konjac. Faites revenir le tout 2 min en remuant. Arrosez de sauce Sukiyaki.

Quand les légumes sont cuits, ajoutez-les dans la sauteuse. Mélangez, parsemez de graines de sésame et servez.

---

12. Voir p. 64

Le conseil de Maître Taka

Pour aller encore plus vite, vous pouvez vous servir d'un mélange de légumes surgelés. Envie de personnaliser la poêlée ? Ajoutez quelques lanières de poivrons rouges et des haricots verts. Pas besoin de saler, la sauce sukiyaki s'en charge. Si vous n'en avez pas, remplacez-la par quelques gouttes de sauce soja.

POÊLÉE MARINE AUX BROCOLIS

★

Pour 4 personnes • Préparation : 10 min • Cuisson : 25 à 30 min

- 1 bloc de konjac
- 600 g de fleurettes de brocolis
- 2 oignons
- 500 g de moules décoquillées (surgelées)
- 2 c. à s. d'huile d'olive
- 100 g de fromage à l'ail et aux fines herbes (allégé)
- poivre

Égouttez le konjac dans une passoire et rincez-le sous un filet d'eau froide. Plongez-le 1 min dans une casserole d'eau frémissante puis égouttez à nouveau. Coupez-le en dés.

Faites cuire le brocoli (10 min à l'eau ou 15 min à la vapeur). Pendant ce temps, pelez les oignons et coupez-les en tranches.

Faites décongeler les moules en les chauffant 10 min à la casserole. Jetez l'eau rendue.

Chauffez l'huile dans une poêle, faites dorer les oignons, ajoutez les moules, les cubes de konjac, poivrez et faites cuire 3 min en remuant de temps en temps. Ajoutez le fromage à l'ail et aux fines herbes en mélangeant pour le faire fondre, puis les fleurettes de brocoli.

Mélangez délicatement pour répartir la sauce, et servez.

Le conseil de Maître Taka

Si c'est la saison des oignons nouveaux, remplacez les oignons jaunes par une botte de ces petits oignons doux et parfumés. Faites fondre les bulbes coupés en rondelles dans la poêle et ciselez les queues sur le plat, au moment de servir. Et ne vous sentez pas obligé de resaler : les moules et le fromage à l'ail le sont suffisamment.

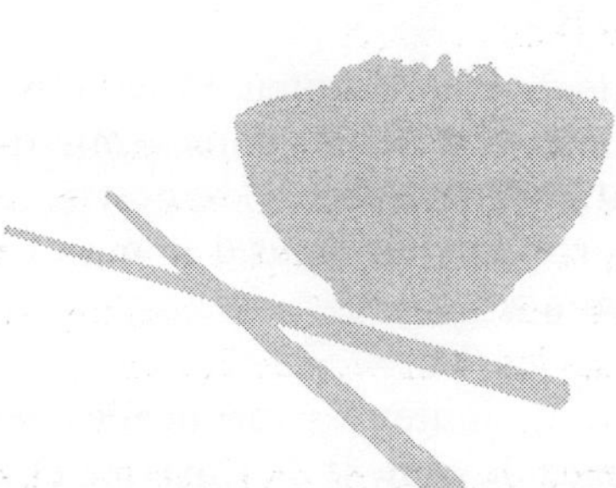

Poêlée tropicale à l'ananas

★

Pour 4 personnes • Préparation : 10 min • Cuisson : 20 min

- 1 paquet de vermicelles de konjac
- 2 blancs de poulet
- 1 poignée de germes de soja frais
- 1 poivron rouge
- 6 tranches d'ananas en boîte (au sirop léger)
- 1 c. à s. d'huile d'olive
- 1 pincée de piment de Cayenne
- sel, poivre

Égouttez les vermicelles dans une passoire et rincez-les sous un filet d'eau froide. Plongez-les 1 min dans une casserole d'eau frémissante puis égouttez à nouveau.

Détaillez les blancs de poulet en cubes. Rincez le poivron, ôtez le pédoncule et les pépins puis coupez-le en carrés. Égouttez les tranches d'ananas en conservant le jus et coupez-les en morceaux. Rincez les germes de soja.

Chauffez l'huile dans une sauteuse (ou un wok). Jetez les cubes de poulet et faites-les dorer 3 min de tous les côtés sur feu vif. Baissez le feu, salez, poivrez, ajoutez le poivron, les morceaux puis le jus d'ananas. Couvrez et faites cuire 15 min.

En fin de cuisson, ajoutez les vermicelles, les germes de soja, parsemez de piment de Cayenne et mélangez délicatement avant de servir.

Le conseil de Maître Taka

Ajoutez bien les germes de soja au dernier moment. Ils resteront ainsi frais et croquants, et contrasteront avec le moelleux de l'ananas et du poulet.

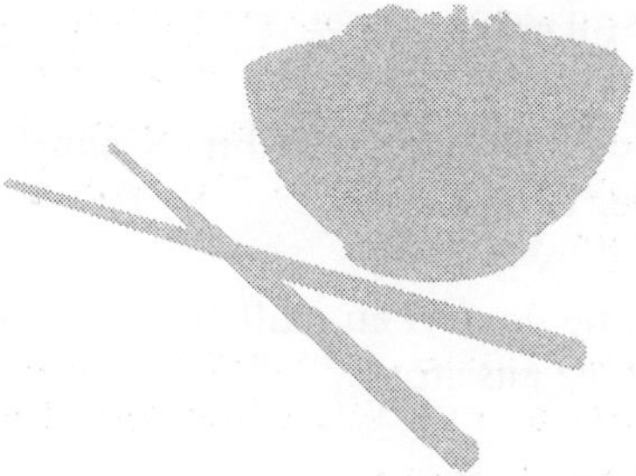

Potage aux œufs durs

★

Pour 4 personnes • Préparation : 10 min • Cuisson : 25 min

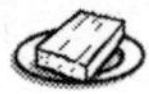

- 1 bloc de konjac
- 1 blanc de poireau
- 2 navets
- 2 carottes
- 4 œufs durs
- 1 bloc de tofu (100 g)
- 1 cube de bouillon de légumes bio
- 1 feuille de nori[13]

Égouttez le konjac dans une passoire et rincez-le sous un filet d'eau froide. Plongez-le 1 min dans une casserole d'eau frémissante puis égouttez à nouveau. Coupez-le en dés.

Épluchez les carottes, coupez-les en rondelles. Nettoyez le blanc de poireau, ôtez les radicelles et détaillez-le en fines tranches. Pelez les navets, coupez-les en dés. Écalez les œufs durs. Coupez le tofu en dés.

Versez 1,5 l d'eau dans une cocotte. Ajoutez le cube de bouillon, les légumes et les cubes de konjac. Couvrez et faites cuire 20 min environ.

Ajoutez les dés de tofu et les œufs durs. Chauffez encore 2 min puis servez dans 4 bols.

Déchirez la feuille de nori en paillettes et parsemez-en chaque bol. Servez aussitôt.

13. Voir p. 65

Le conseil de Maître Taka

Une super soupe coupe-faim, complète grâce à la présence de protéines dans les œufs et le tofu, ainsi que de glucides et de fibres. Accompagnée d'une petite salade de crudités et d'un yaourt, elle pourra constituer un repas léger.

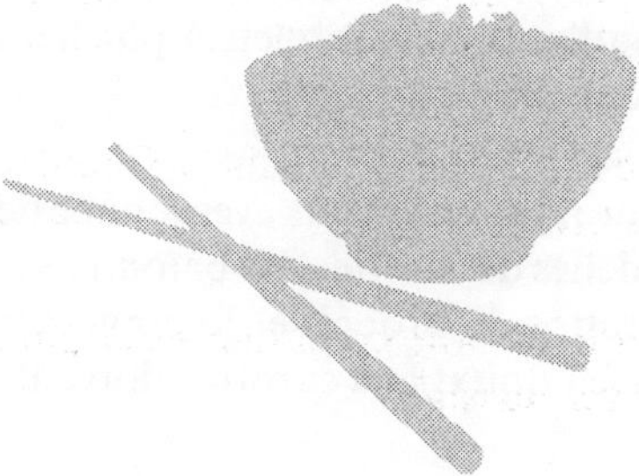

POTAGE « LENDEMAIN DE FÊTE »

★

Pour 4 personnes • Préparation : 5 min • Cuisson : 30 min

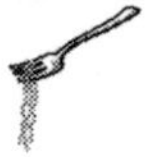

- 1 paquet de vermicelles de konjac
- 1 blanc de poulet
- 1 cube de bouillon de légumes bio
- 1 poivron rouge
- 1 carotte
- 1 c. à s. de sauce soja
- 200 g de fleurettes de brocoli
- 1 c. à s. de gingembre frais râpé
- 4 c. à c. de coriandre ciselée

Égouttez les vermicelles dans une passoire et rincez-les sous un filet d'eau froide. Plongez-les 1 min dans une casserole d'eau frémissante puis égouttez à nouveau.

Plongez le poulet dans une casserole d'eau frémissante et faites-le pocher 8 min. Égouttez.

Pendant ce temps, coupez le poivron en deux, ôtez les graines puis retaillez-le en bâtonnets. Épluchez la carotte, coupez-la en rondelles.

Portez 1,5 l d'eau à frémissements avec le cube de bouillon. Ajoutez les rondelles de carottes, les bâtonnets de poivron rouge, les fleurettes de brocoli et le gingembre. Faites cuire 15 min à feu doux. Les carottes doivent être juste tendres.

Coupez le blanc de poulet en dés et ajoutez-les au potage ainsi que la sauce soja et les vermicelles.

Faites cuire encore 2 min et servez parsemé de coriandre ciselée.

Le conseil de Maître Taka

Pourquoi « lendemain de fête » ? Car il s'agit d'un vrai plat complet léger, à adopter sans hésiter le lendemain d'un dîner trop copieux. Pour la suite ? Ajoutez une petite part de fromage avec une tranche de pain, et un fruit en guise de dessert.

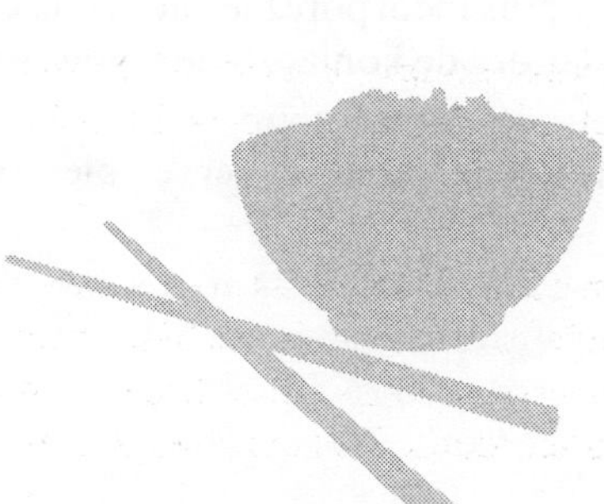

Potage glacé à la coriandre

★

Pour 4 personnes • Prép. : 15 min • Cuisson : 20 min • Réfrigération : 1 h

- 1 bloc de konjac
- 4 courgettes
- 1 yaourt brassé
- 1 c. à s. de coriandre ciselée
- sel, poivre

Égouttez le konjac dans une passoire et rincez-le sous un filet d'eau froide. Plongez-le 1 min dans une casserole d'eau frémissante puis égouttez à nouveau et coupez-le en dés.

Rincez les courgettes. Ôtez les extrémités et détaillez-les en rondelles puis faites-les cuire à couvert 20 min dans 1 l d'eau.

Mixez de façon à obtenir un velouté parfaitement lisse. Laissez refroidir puis incorporez le yaourt, la coriandre ciselée et enfin les dés de konjac. Salez, poivrez.

Réservez 1 h au réfrigérateur et servez bien frais dans des bols.

Le conseil de Maître Taka

Au moment de servir, décorez chaque potage de quelques dés de tomate crue et d'un filet d'huile d'olive. Vous devez amadouer des enfants ? Émincez le bloc de konjac en deux dans l'épaisseur avec un couteau bien tranchant à longue lame, et découpez des formes (étoiles, cœurs, animaux…) à l'aide d'emporte-pièces.

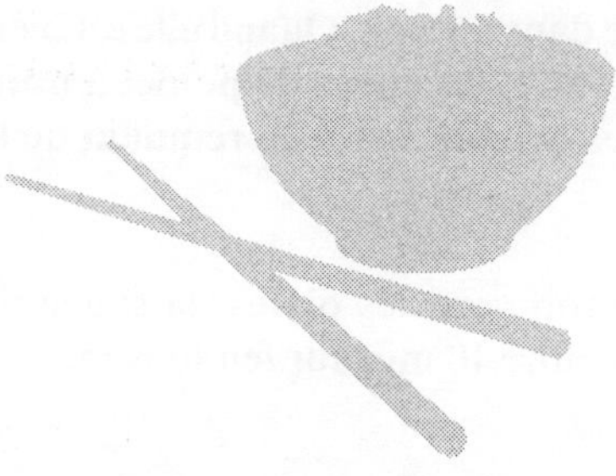

POULET AUX TOMATES ET AUX OLIVES

★

Pour 4 personnes • Préparation : 10 min • Cuisson : 20 min

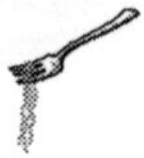

- 1 paquet de vermicelles de konjac
- 400 g de blancs de poulet
- 1 poivron vert
- 2 gros oignons
- 2 c. à s. d'huile d'olive
- 200 g de sauce tomate
- 8 olives noires dénoyautées
- 4 c. à s. de basilic ciselé
- sel, poivre

Égouttez les vermicelles dans une passoire et rincez-les sous un filet d'eau froide. Plongez-les 1 min dans une casserole d'eau frémissante puis égouttez à nouveau.

Taillez les blancs de poulet en cubes, coupez le poivron en deux, ôtez les graines puis détaillez-le en bâtonnets. Pelez et émincez les oignons.

Chauffez l'huile dans un wok. Quand elle est bien chaude, mettez les oignons et les cubes de poulet à dorer. Salez, poivrez, et faites revenir 3 min en remuant de temps en temps.

Ajoutez le poivron vert, les olives, la sauce tomate et couvrez. Faites cuire 10 min sur feu moyen.

Ajoutez les vermicelles et poursuivez la cuisson 5 min en mélangeant de temps en temps. Juste avant de servir, parsemez de basilic ciselé.

Le conseil de Maître Taka

Les gourmands rajouteront un voile de parmesan râpé au moment de servir… Les plus raisonnables pourront glisser quelques champignons de Paris émincés dans la poêle en même temps que les oignons et le poulet.

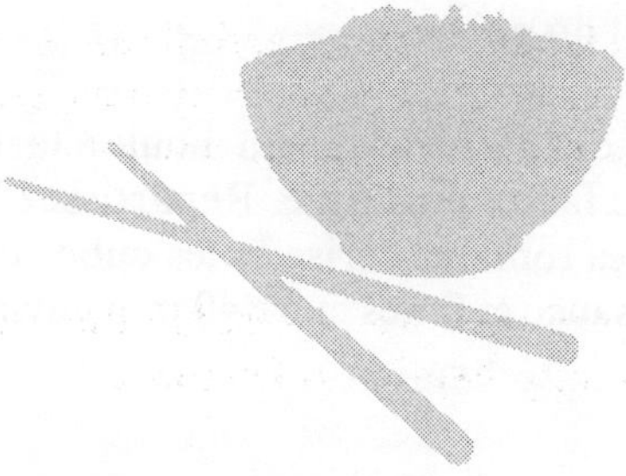

QUICHE PAS TARTE
AUX ARTICHAUTS

Pour 4 personnes • Préparation : 10 min • Cuisson : 55 min

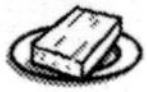

- 1 bloc de konjac
- 1 rouleau de pâte brisée
- 450 g de fonds d'artichauts surgelés
- 2 c. à s. de tapenade d'olives vertes
- 16 tomates cerise
- 4 œufs
- 20 cl de crème allégée à 8 %
- sel, poivre

Égouttez le konjac et rincez-le sous un filet d'eau froide. Plongez-le 1 min dans une casserole d'eau bouillante et égouttez à nouveau. Coupez-le en cubes.

Plongez les fonds d'artichauts 15 min dans une casserole d'eau bouillante salée puis égouttez-les. Coupez-les en huit.

Préchauffez le four th. 7 (210 °C). Battez les œufs avec la crème, du sel et du poivre.

Déroulez la pâte et garnissez-en un moule à tarte. Étalez la tapenade de façon uniforme. Répartissez les fonds d'artichauts, les tomates cerise et les cubes de konjac. Recouvrez de sauce et faites cuire 40 min environ.

Le conseil de Maître Taka

Tout le plaisir d'une quiche croustillante, mais sans les calories d'une garniture trop lourde. Vous pourrez aussi en déguster une version superlight, sans pâte : beurrez de petits ramequins individuels et répartissez-y la préparation. Vous pouvez gagner 15 min de cuisson en utilisant des cœurs d'artichauts en boîte, mais ils sont moins moelleux et moins goûteux que les surgelés.

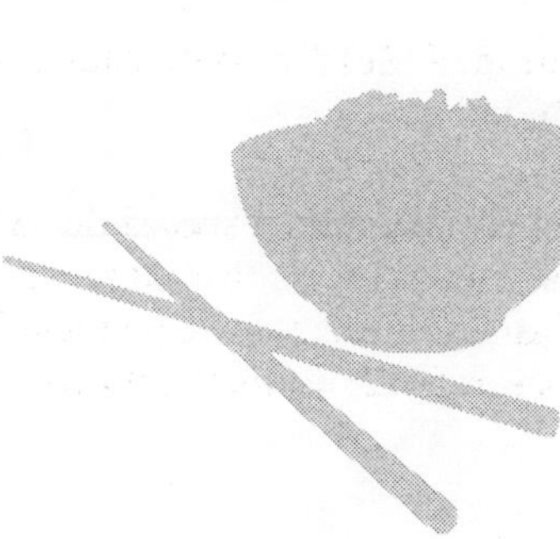

Ramequins nippons de thon

★

Pour 4 personnes • Préparation : 5 min • Cuisson : 20 min

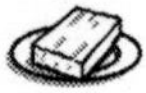

- 1 bloc de konjac blanc
- 150 g de thon au naturel
- 1 œuf
- 2 yaourts
- sel, poivre

Égouttez le konjac dans une passoire et rincez-le sous un filet d'eau froide. Plongez-le 1 min dans une casserole d'eau frémissante puis égouttez à nouveau. Coupez-le en gros morceaux et mixez-le avec les yaourts pour obtenir un mélange fluide (il reste de petits morceaux de konjac non mixés, c'est normal).

Égouttez le thon, écrasez-le à la fourchette dans un saladier. Mélangez avec l'œuf et le mélange au konjac. Salez, poivrez.

Versez la préparation dans des ramequins puis faites cuire 20 min th. 7 (210 °C).

Laissez refroidir complètement et servez démoulé.

Le conseil de Maître Taka

Accompagnez ces petits flans d'un coulis de tomates fraîches (obtenu en mixant des tomates coupées en quartiers avec du sel et du poivre, puis passé au chinois pour ôter les pépins). Ils seront encore meilleurs si vous les préparez la veille.

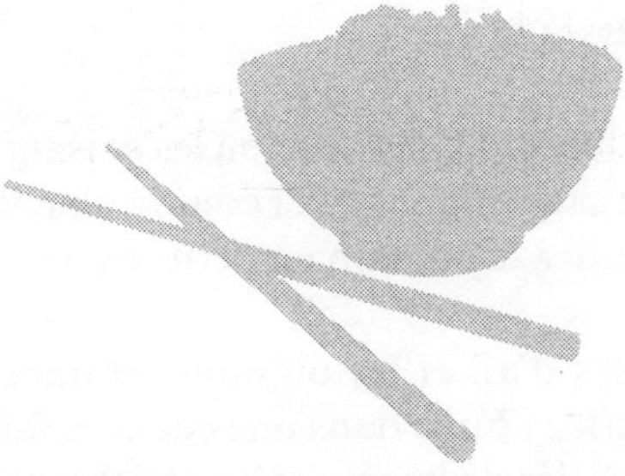

Risotto Yamato aux artichauts

★★

Pour 4 à 6 personnes • Préparation : 15 min • Cuisson : 30 min

- 1 bloc de konjac
- 250 g de riz arborio (spécial risotto)
- 2 cubes de bouillon de légumes bio
- 2 gousses d'ail
- 2 oignons
- 3 c. à s. d'huile d'olive
- 15 cl de vin blanc sec
- 12 fonds d'artichauts (surgelés)
- 1 tranche de jambon blanc
- 1 c. à s. de persil ciselé
- sel, poivre

Égouttez le konjac dans une passoire et rincez-le sous un filet d'eau froide. Plongez-le 1 min dans une casserole d'eau frémissante puis égouttez à nouveau. Coupez-le en petits dés.

Portez 1 l d'eau à ébullition et faites dissoudre les cubes de bouillon. Versez le vin.

Décongelez les fonds d'artichauts en les cuisant 12 min à l'eau bouillante salée. Égouttez et coupez chacun en huit quartiers. Détaillez le jambon en petits carrés.

Pelez les gousses d'ail et les oignons, émincez le tout finement. Chauffez l'huile dans une cocotte, faites dorer l'ail, l'oignon, les dés de konjac et les artichauts pendant 1 min, salez, poivrez puis versez le riz en pluie. Mélangez à l'aide d'une cuillère en bois, jusqu'à ce que le riz devienne transparent.

Versez une louche de bouillon sans cesser de mélanger, et dès qu'elle est absorbée, versez-en une deuxième, toujours en remuant. Poursuivez ainsi, louche par louche, jusqu'à ce que tout le bouillon soit absorbé.

Ajoutez le jambon, mélangez une dernière fois et servez, parsemé de persil ciselé.

Le conseil de Maître Taka

Le secret du risotto onctueux : ne jamais cesser de mélanger durant tout le temps de la cuisson. Et le préparer juste avant le repas pour ne pas avoir à le réchauffer. Une astuce spécial saveur et ultra-light pour les gourmands : ajoutez quelques feuilles de roquette fraîche au moment de servir.

RIZ COMME MON AMI HIROSHI

★

Pour 4 personnes • Préparation : 15 min • Cuisson : 20 à 25 min

- 1 bloc de konjac
- 200 g de riz basmati
- 25 g de champignons noirs déshydratés
- 1 blanc de poulet cuit
- 1 oignon rouge
- 1 carotte
- 1 c. à s. d'huile d'olive
- 1 c. à s. de vin blanc
- sel, poivre

Égouttez le konjac et rincez-le sous un filet d'eau froide. Plongez-le 1 min dans une casserole d'eau bouillante et égouttez à nouveau. Coupez-le en cubes.

Plongez le riz dans une casserole d'eau bouillante salée et faites-le cuire selon les indications données sur le paquet (15 à 20 min environ).

Pendant ce temps, faites réhydrater les champignons noirs dans un saladier rempli d'eau. Coupez le blanc de poulet en lanières. Épluchez et émincez l'oignon rouge. Pelez la carotte et coupez-la en fins bâtonnets (ou mieux, râpez-la).

Chauffez l'huile dans une sauteuse. Faites revenir l'oignon, la carotte, les champignons noirs égouttés et recoupés si besoin et les cubes de konjac. Versez le vin blanc, salez, poivrez. Faites cuire 5 min sur feu vif en remuant.

Égouttez le riz. Ajoutez-le ainsi que les lanières de poulet dans la sauteuse, mélangez et servez.

Le conseil de Maître Taka

Mon ami Hiroshi aime bien ajouter des petits pois et aussi beaucoup, beaucoup, de pâte de piment. Mais bon, là, c'est votre palais et sa susceptibilité qui décident…

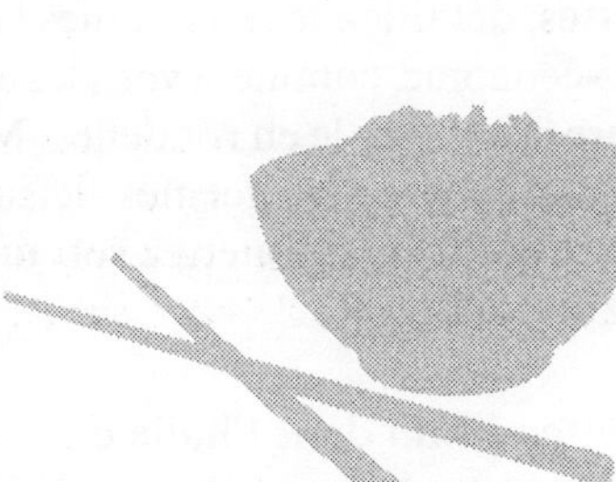

Salade de concombre à la Thaïe

★

Pour 4 personnes • Préparation : 15 min • Cuisson : 3 min

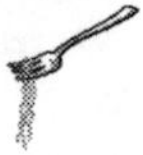

- 1 paquet de vermicelles de konjac
- 1 concombre
- 3 carottes
- 1 poignée de germes de soja frais
- 1 c. à c. de gingembre frais râpé
- 2 c. à s. de sauce soja
- 1 citron
- 2 c. à c. d'huile d'olive
- 200 g de crevettes ou de gambas décortiquées
- 1 c. à s. de sésame
- 1 c. à s. de coriandre ciselée

Égouttez les vermicelles dans une passoire et rincez-les sous un filet d'eau froide. Plongez-les 1 min dans une casserole d'eau frémissante puis égouttez à nouveau.

Épluchez les carottes, détaillez-les en longues lamelles à l'aide d'un couteau-économe, comme si vous les épluchiez. Lavez le concombre et coupez-le en rondelles. Mélangez le tout dans un saladier avec les germes de soja et les vermicelles. Pressez le citron et fouettez son jus avec la sauce soja. Versez sur la salade.

Saisissez les crevettes 3 min dans l'huile d'olive avec le gingembre râpé. Disposez les crevettes sur les légumes, parsemez de sésame et de coriandre. Servez aussitôt.

Le conseil de Maître Taka

Vous pouvez remplacer le concombre par de très jeunes courgettes, à utiliser crues. Elles ne renferment pas de pépins durs, et leurs jeunes fibres sont très bien tolérées par l'intestin.

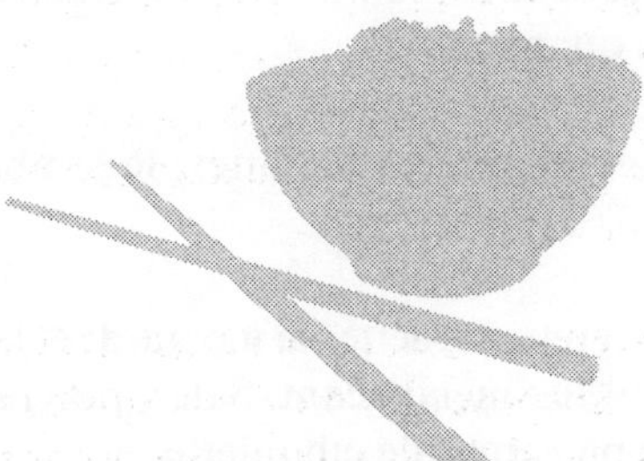

SALADE AU JAMBON WORKING GIRL

★

Pour 4 personnes • Préparation : 10 min • Cuisson : 1 min

- 2 paquets de vermicelles de konjac
- 200 g de talon de jambon blanc
- 1 concombre
- 4 petites tomates

Sauce :

- 2 c. à c. de moutarde à l'ancienne
- 2 c. à s. de vinaigre de vin
- 2 c. à s. d'huile d'olive
- 2 c. à s. de ciboulette ciselée
- sel, poivre

Égouttez les vermicelles dans une passoire et rincez-les sous un filet d'eau froide. Plongez-les 1 min dans une casserole d'eau frémissante puis égouttez à nouveau.

Coupez le jambon en dés. Rincez et séchez le concombre et les tomates, coupez le premier en tranches très fines et les secondes en quartiers.

Mélangez délicatement les légumes, le jambon et les vermicelles.

Préparez la vinaigrette : fouettez la moutarde et le vinaigre, puis versez l'huile en mélangeant. Salez, poivrez, versez sur la salade et parsemez de ciboulette.

Le conseil de Maître Taka

Préparée la veille au soir ou le matin et mise dans une boîte en plastique, cette salade vous accompagnera au bureau en guise de déjeuner express. À la place des tomates en quartiers, qui rendent beaucoup de jus, surtout après quelques heures passées dans une boîte, mettez des tomates cerise entières (24). En tout cas, vous trouverez difficilement plus light à la boulangerie d'à côté !

Salade « Oui mon Chou ! »

★

Pour 4 personnes • Préparation : 5 min • Cuisson : 1 min

- ½ bloc de konjac (gris)
- 500 g de fleurettes de chou-fleur déjà cuit
- ½ poivron rouge
- 1 c. à s. de sésame

Sauce :

- 4 c. à s. de sauce soja
- 2 c. à c. de miel
- 2 c. à s. d'eau

Égouttez le konjac et rincez-le sous un filet d'eau froide. Plongez-le 1 min dans une casserole d'eau frémissante puis égouttez à nouveau. Coupez-le en morceaux triangulaires.

Détaillez le poivron en fins bâtonnets. Disposez les fleurettes de chou-fleur dans un saladier. Répartissez les cubes de konjac par-dessus puis les bâtonnets de poivron.

Mélangez la sauce soja, le miel et l'eau dans un petit bol. Versez sur les légumes puis parsemez de sésame. Servez bien frais.

Le conseil de Maître Taka

Vous pouvez remplacer le chou-fleur par des tronçons de radis blanc (daikon) cuit à la vapeur, voire par des navets, épluchés, cuits à la vapeur et refroidis.

SAUMON RÔTI TERIYAKI

★

Pour 4 personnes • Préparation : 10 min • Cuisson : 20 min

- 1 paquet de vermicelles de konjac
- 4 pavés de saumon frais (avec la peau)
- 2 c. à s. d'huile d'olive
- 1 gousse d'ail
- 1 blanc de poireau
- 2 grosses carottes
- 4 c. à s. de sauce Teriyaki[14]
- poivre

Égouttez les vermicelles dans une passoire et rincez-les sous un filet d'eau froide. Plongez-les 1 min dans une casserole d'eau frémissante et égouttez à nouveau.

Pelez et émincez la gousse d'ail. Lavez soigneusement le blanc de poireau et émincez-le en très fines tranches. Épluchez et râpez les carottes.

Chauffez 1 c. à s. d'huile dans une poêle et mettez l'ail et le blanc de poireau à dorer tout en remuant. Ajoutez les carottes râpées, la sauce Teriyaki, poivrez légèrement et faites cuire 10 min sur feu doux, en remuant régulièrement.

Ajoutez les vermicelles dans la poêlée, mélangez et couvrez. Chauffez le reste de l'huile dans une poêle antiadhésive et faites cuire les pavés de saumon côté peau pendant 8 min, sans les retourner.

14. Voir p. 64

Servez les pavés aussitôt, accompagnés des vermicelles aux légumes.

Le conseil de Maître Taka

Remplacez le poivre par une pincée de piment de Cayenne ou d'Espelette (plus doux). Résultat délicieusement relevé ! Et accompagnez chaque assiette d'un quartier de citron.
Pas besoin de sel, la sauce Teriyaki s'en charge.

SAUTÉ DE BŒUF « CHAUD DEVANT »

★★

Pour 4 personnes • Préparation : 15 min • Cuisson : 15 min

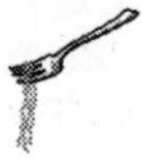

- 1 paquet de vermicelles de konjac
- 200 g de filet de bœuf
- 250 g de tomates cerise
- ¼ de chou chinois
- 1 concombre
- 250 g de germes de soja
- 2 c. à s. de sauce soja
- 2 c. à s. de jus de citron
- 1 oignon blanc
- 3 gousses d'ail
- 2 c. à s. d'huile d'olive

Égouttez les vermicelles et rincez-les sous un filet d'eau froide. Plongez-les 1 min dans une casserole d'eau bouillante puis égouttez à nouveau.

Émincez la viande en très fines tranches. Pelez et émincez l'oignon, pelez et écrasez les gousses d'ail. Coupez les tomates cerise en deux. Rincez le chou chinois et émincez-le en fines lanières, taillées dans le sens de la largeur.

Rincez et séchez le concombre, coupez-le en deux dans le sens de la longueur. Éliminez les graines à l'aide d'une petite cuillère puis détaillez chaque moitié en fines tranches.

Chauffez l'huile dans un wok ou une sauteuse, faites revenir l'ail et l'oignon pendant 2 min sur feu vif. Ajoutez les tranches de bœuf et faites-les dorer 3 min, toujours sur feu vif. Réservez dans une assiette.

Faites alors revenir les lanières de chou chinois pendant 5 min. Ajoutez la sauce soja, le jus de citron, le concombre, les germes de soja et laissez cuire encore 5 min.

Juste avant de servir, ajoutez la viande, les tomates et les vermicelles, réchauffez rapidement et servez aussitôt.

Le conseil de Maître Taka

Que diriez-vous d'ajouter au dernier moment quelques feuilles de menthe ciselée ?

TAJINE LIGHT DE DINDE AUX ABRICOTS

★

Pour 4 personnes • Préparation : 15 min • Cuisson : 30 à 45 min

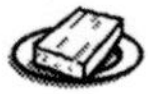

- 1 bloc de konjac (blanc de préférence)
- 400 g de sauté de dinde
- 6 courgettes
- 12 abricots secs
- 1 oignon
- 2 c. à s. d'huile d'olive
- ½ c. à c. de cumin en poudre
- ½ c. à c. de ras-el-hanout

Égouttez le konjac dans une passoire et rincez-le sous un filet d'eau froide. Plongez-les 1 min dans une casserole d'eau frémissante puis égouttez à nouveau. Coupez-le en cubes.

Coupez la viande en cubes. Rincez les courgettes, coupez les extrémités puis recoupez-les en tronçons de 2 cm.

Épluchez et hachez l'oignon. Chauffez l'huile dans un plat à tajine ou une cocotte avec un couvercle, faites revenir l'oignon avec le sauté de dinde et laissez dorer 5 min. Poudrez de cumin et de ras-el-hanout.

Ajoutez les abricots et versez de l'eau à hauteur. Couvrez, laissez mijoter 30 min. Rajoutez les courgettes, faites cuire encore 10 min puis servez.

Le conseil de Maître Taka

Dans cette recette, le konjac remplace les pommes de terre ou la semoule qui accompagnent traditionnellement les tajines. Résultat : une addition calorique vraiment rikiki ! Mais si vous avez des affamés à table, rien ne vous empêche de servir en plus, à part, un saladier de semoule.

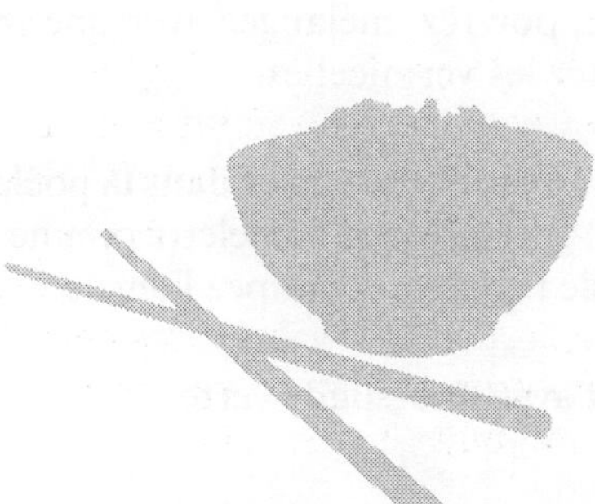

Tortilla comme à Osaka

★

Pour 4 personnes • Préparation : 5 min • Cuisson : 6 à 8 min

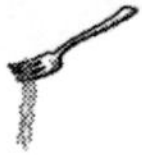

- 1 paquet de vermicelles de konjac
- 6 œufs
- 1 gros oignon rouge
- 1 poivron vert
- 1 c. à s. d'huile d'olive
- 40 g de parmesan ou de cheddar râpé
- sel, poivre

Égouttez les vermicelles dans une passoire et rincez-les sous un filet d'eau froide. Plongez-les 1 min dans une casserole d'eau bouillante puis égouttez à nouveau.

Pelez et émincez l'oignon rouge. Coupez le poivron en deux, éliminez les graines et recoupez la chair en petits dés. Chauffez l'huile dans une grande poêle antiadhésive et mettez l'oignon à dorer 2 min. Ajoutez les dés de poivron vert, salez, poivrez, mélangez avec une spatule en bois, puis ajoutez les vermicelles.

Battez les œufs en omelette, versez dans la poêle et faites cuire 3 à 5 min, le temps que l'omelette prenne. Ôtez du feu, parsemez de fromage et coupez l'omelette en parts.

Servez aussitôt avec une salade verte.

Le conseil de Maître Taka

Pour parfaire la note tex-mex, accompagnez la tortilla de sauce salsa (rayon exotique des grandes surfaces). Bien parfumée, cette sauce à la tomate pimentée relève parfaitement les omelettes… avec zéro matière grasse à son actif !

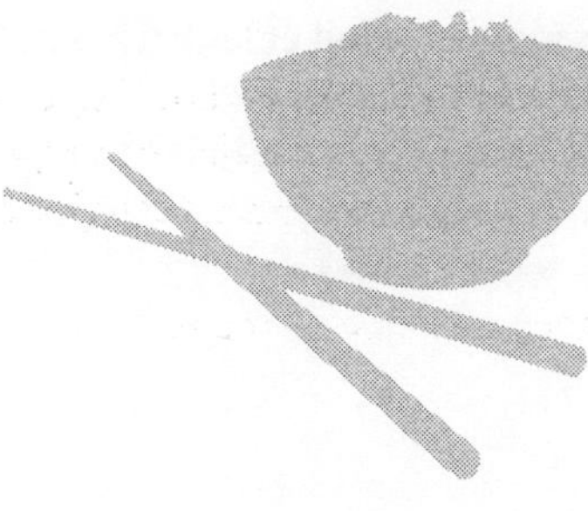

Velouté de maïs

★

Pour 4 personnes • Préparation : 10 min • Cuisson : 15 min

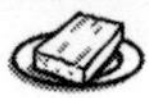

- 1 bloc de konjac
- 500 g de maïs en boîte
- 1 gros oignon
- 1 c. à s. d'huile d'olive
- 1 c. à s. bombée de Maïzena
- 50 cl d'eau
- 20 cl de lait demi-écrémé (ou de soja)
- 1 c. à c. d'herbes de Provence
- sel, poivre

Égouttez le bloc de konjac et rincez-le sous un filet d'eau froide. Plongez-le 1 min dans une casserole d'eau bouillante et égouttez à nouveau. Coupez-le en petits cubes. Pelez et émincez l'oignon.

Chauffez l'huile dans une poêle et mettez l'oignon et le maïs à dorer. Saupoudrez de Maïzena, mélangez bien et versez doucement l'eau, toujours en remuant. Salez, poivrez et faites cuire 10 min à feu doux.

Passez au mixeur, ajoutez le lait et les herbes de Provence. Ajoutez les cubes de konjac et servez.

Le conseil de Maître Taka

Pour un velouté parfaitement lisse, passez-le au chinois (passoire fine). Et si vous voulez éviter les petits grains noirs de poivre, utilisez du poivre blanc. Saveur poivrée, discrétion assurée !

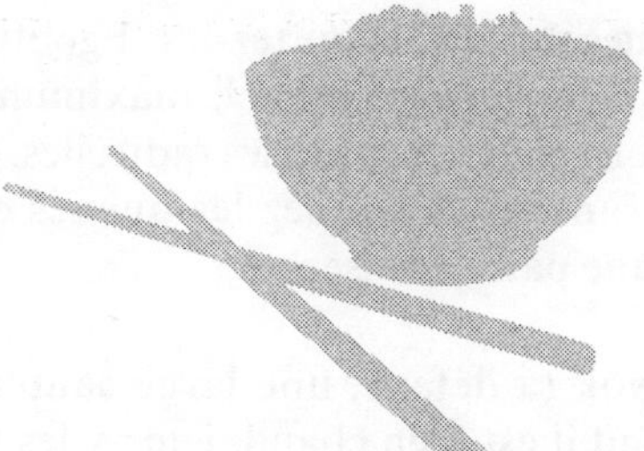

WOK DE KONJAC AU THON ET AUX OIGNONS

★★

Pour 4 personnes • Préparation : 10 min • Cuisson : 15 min

- 1 bloc de konjac (gris de préférence)
- 200 g de miettes de thon à l'huile
- 1 botte d'oignons blancs
- 200 g de germes de soja frais
- 2 c. à s. d'huile d'olive
- 2 c. à c. de sauce soja
- ½ citron
- poivre

Égouttez le konjac et rincez-le sous un filet d'eau froide. Plongez-le 1 min dans une casserole d'eau bouillante puis égouttez à nouveau.

Coupez-le en deux dans le sens de la longueur puis recoupez chaque moitié en fines tranches de 5 mm environ. Essuyez-les dans un papier absorbant pour bien les sécher.

Rincez les germes de soja, égouttez-les. Égouttez également la boîte de thon en exprimant le maximum d'huile. Rincez les oignons blancs, coupez les radicelles, détaillez les bulbes en tranches et coupez les queues en petits tronçons avec une paire de ciseaux.

Chauffez un wok (à défaut, une large sauteuse antiadhésive). Quand il est bien chaud, jetez-y les tranches de konjac, puis versez la sauce soja, le jus de citron et l'huile. Poivrez et faites revenir 2 min environ.

Ajoutez les miettes de thon, les oignons (bulbes et queues), mélangez et baissez le feu. Faites mijoter 10 min. Ajoutez enfin les germes de soja, faites cuire encore 3 min puis servez.

Le conseil de Maître Taka

Cette recette vient d'un ami japonais, qui utilise de l'huile de sésame pour donner un goût subtilement rôti à la recette. Pas de germes de soja frais ? Tant pis, prenez l'équivalent en boîte. Le résultat sera un peu moins croquant mais pas mal tout de même !

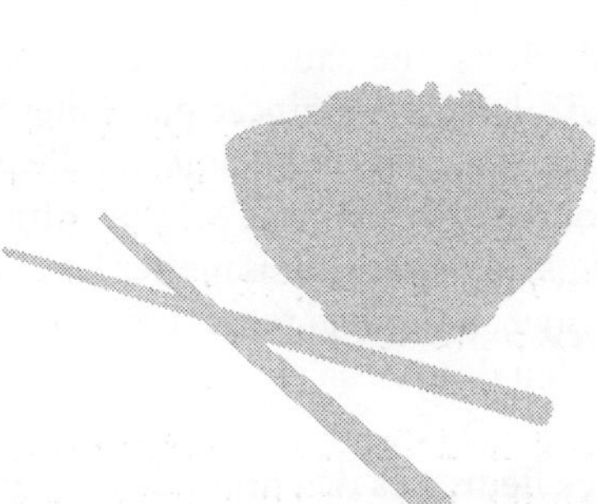

WOK POPEYE

★★

Pour 4 personnes • Préparation : 20 min • Cuisson : 25 min

- 1 bloc de konjac
- 1 petit chou-fleur
- 300 g de feuilles d'épinards
- 1 gousse d'ail
- 3 tomates
- 2 c. à s. d'huile d'olive
- 100 g de fromage à l'ail et aux fines herbes allégé
- sel, poivre

Égouttez le konjac et rincez-le sous un filet d'eau froide. Plongez-le 1 min dans une casserole d'eau bouillante et égouttez à nouveau. Coupez-le en cubes.

Détachez le chou-fleur en fleurettes et faites-les cuire 15 min à la vapeur (ou 10 min à l'autocuiseur).

Pendant ce temps, lavez les feuilles d'épinards. Coupez les tomates en quartiers et épépinez-les.

Chauffez l'huile dans une sauteuse ou un wok. Faites dorer la gousse d'ail pelée et émincée puis faites fondre les feuilles d'épinards (en ajoutant quelques cuillères d'eau si nécessaire). Ajoutez le fromage à l'ail et aux fines herbes, mélangez le temps qu'il fonde, puis mettez les quartiers de tomates et le konjac. Salez légèrement, poivrez et laissez mijoter 5 min à feu doux.

Ajoutez enfin les fleurettes de chou-fleur, mélangez délicatement pour les enrober de sauce, et servez.

Le conseil de Maître Taka

Pour une touche raffinée, utilisez des tomates cerise à la place de quartiers de tomates.

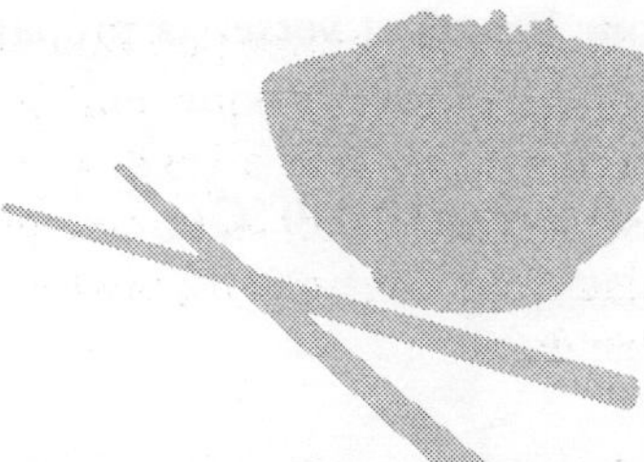

Clafoutis aux pommes ★

Pour 4 personnes • Préparation : 10 min • Cuisson : 30 à 40 min

- 1 bloc de konjac blanc
- 2 pommes
- 1 œuf
- 2 yaourts
- 50 g de fructose
- 1 pincée de cannelle

Égouttez le konjac dans une passoire et rincez-le sous un filet d'eau froide. Plongez-le 1 min dans une casserole d'eau frémissante puis égouttez à nouveau. Coupez-le en gros morceaux, mettez-le dans le bol d'un mixeur puis mixez-le avec les yaourts pour obtenir un mélange fluide (il reste de petits morceaux de konjac non mixés, c'est normal).

Cassez l'œuf dans une terrine, battez-le en omelette avec le fructose. Ajoutez progressivement le mélange au konjac et la cannelle.

Épluchez les pommes et coupez-les en cubes. Rangez-les dans un plat à four beurré et versez la préparation au konjac par-dessus.

Faites cuire 30 à 40 min th. 7 (210 °C).

Le conseil de Maître Taka

Utilisez un petit plat à gratin (15 x 20 cm). Une variante : remplacez les pommes par des oreillons d'abricots au sirop léger et la cannelle par quelques gouttes d'arôme d'amande amère.

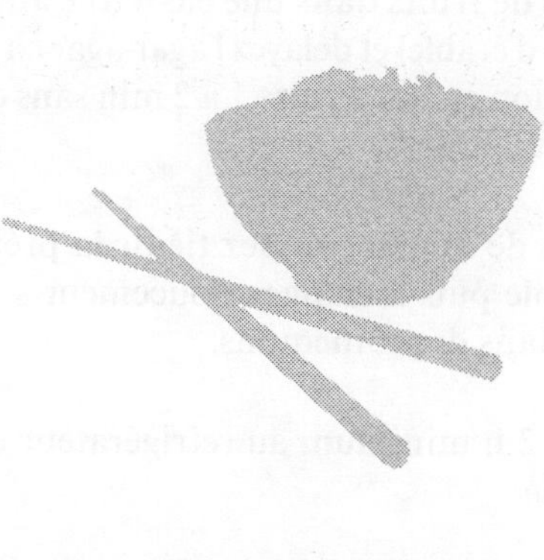

Gelée aux fruits rouges « double effet minceur »

★

Pour 4 pers. • Prép. : 10 min • Cuisson : 2 min • Décongélation : 20 min

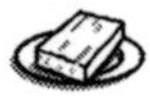

- ¼ de bloc de konjac blanc (70 g environ)
- 50 cl de coulis de fruits rouges (surgelé)
- 2 g d'agar-agar
- 2 c. à s. de miel (ou de sirop d'érable)

Faites décongeler le coulis de fruits rouges comme indiqué sur le paquet (en général, en plongeant le sachet 20 min dans de l'eau chaude).

Égouttez le konjac et rincez-le sous un filet d'eau froide. Plongez-le 1 min dans une casserole d'eau frémissante puis égouttez à nouveau. Coupez-le en tout petits dés (5 x 5 mm).

Versez le coulis de fruits dans une casserole ainsi que le miel (ou le sirop d'érable) et délayez l'agar-agar en remuant. Portez à ébullition et faites cuire 1 à 2 min sans cesser de mélanger avec un fouet.

Ajoutez les dés de konjac, laissez tiédir la préparation dans la casserole puis mélangez doucement à nouveau et répartissez dans des ramequins.

Faites prendre 2 h minimum au réfrigérateur et servez, démoulé ou non.

Le conseil de Maître Taka

Si vous en avez à portée de main, rajoutez quelques fruits rouges (framboises, cassis, groseilles, morceaux de fraises…) à la préparation : le jeu de textures est irrésistible !
Et attention de bien choisir du konjac blanc, totalement neutre, pour cette recette.

GRANITÉ DE FRAISES

★

Pour 4 personnes • Prép. : 5 min • Cuisson : 6 min • Réfrigération : 2 h

- ½ bloc de konjac blanc (120 g environ)
- 400 g de fraises
- 20 cl d'eau
- 75 g de fructose
- 2 c. à s. de jus de citron

Égouttez le konjac et rincez-le sous un filet d'eau froide. Plongez-le 1 min dans une casserole d'eau frémissante puis égouttez à nouveau.

Versez l'eau dans une casserole, ajoutez le fructose et faites cuire 5 min le temps que le fructose se dissolve et que le sirop épaississe. Laissez refroidir.

Rincez les fraises, équeutez-les puis mixez-les avec le jus de citron et le sirop. Ajoutez ensuite à cette préparation le konjac et mélangez. Placez au congélateur 2 h, en remuant avec une fourchette toutes les 20 à 30 min afin d'obtenir un granité.

Servez dans des coupes.

Le conseil de Maître Taka

Pour un dessert plus acidulé, pour changer, ou simplement hors saison, remplacez les fraises par 4 kiwis.

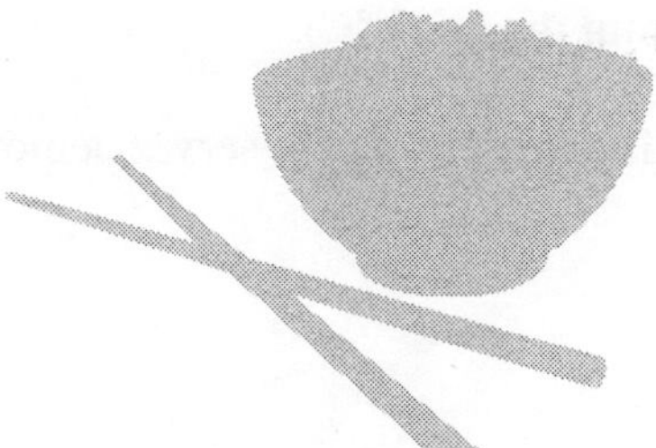

PETITS FLANS À L'ANANAS ★

Pour 4 personnes • Préparation : 5 min • Cuisson : 20 min

- 1 bloc de konjac blanc
- 4 tranches d'ananas au sirop léger
- 1 œuf
- 2 yaourts
- 50 g de fructose
- quelques gouttes d'arôme vanille

Égouttez le konjac dans une passoire et rincez-le sous un filet d'eau froide. Plongez-le 1 min dans une casserole d'eau frémissante puis égouttez à nouveau. Coupez-le en gros morceaux et mettez-le dans le bol d'un mixeur puis mixez-le avec les yaourts pour obtenir un mélange fluide (il reste de petits morceaux de konjac, c'est normal).

Cassez l'œuf dans une terrine, battez-le en omelette avec le fructose. Ajoutez progressivement le mélange au konjac et l'arôme vanille.

Déposez une tranche d'ananas au fond de chaque ramequin beurré. Recouvrez de préparation au konjac puis faites cuire 20 min th. 7 (210 °C).

Laissez refroidir complètement et servez démoulé.

Le conseil de Maître Taka

Servez ces petits flans démoulés, avec un coulis d'abricots réalisé en mixant le contenu d'une boîte d'abricots au sirop jusqu'à ce que vous obteniez un mélange bien lisse. Les petits flans seront encore meilleurs bien frais, après un passage de 2 h au réfrigérateur.

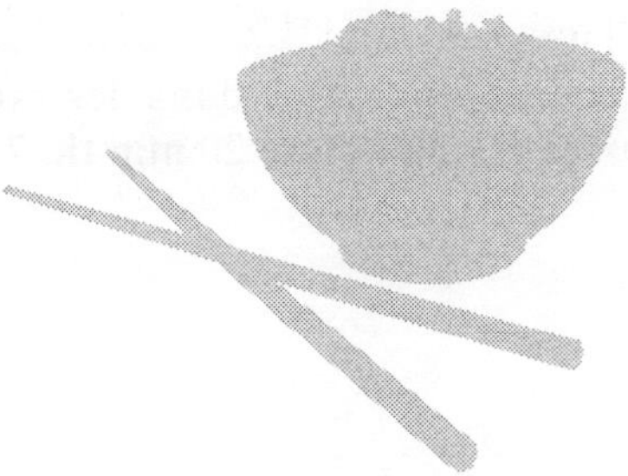

PUDDING AU CHOCOLAT ET AUX RAISINS SECS

★

Pour 4 personnes • Préparation : 5 min • Cuisson : 20 min

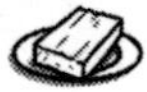

- 1 bloc de konjac blanc
- 100 g de raisins secs
- 1 œuf
- 2 yaourts
- 50 g de fructose
- 1 c. à s. bombée de cacao amer

Égouttez le konjac dans une passoire et rincez-le sous un filet d'eau froide. Plongez-le 1 min dans une casserole d'eau frémissante puis égouttez à nouveau. Coupez-le en gros morceaux et mettez-le dans le bol d'un mixeur puis mixez-le avec les yaourts pour obtenir un mélange fluide (il reste de petits morceaux de konjac non mixés, c'est normal).

Cassez l'œuf dans une terrine, battez-le en omelette avec le fructose et le cacao amer. Ajoutez progressivement le mélange au konjac et les raisins secs.

Versez la préparation au konjac dans des ramequins individuels beurrés et faites cuire 20 min th. 7 (210 °C). Servez frais.

Le conseil de Maître Taka

Servez ce dessert bien frais, après l'avoir placé quelques heures au réfrigérateur. Pour une touche encore plus British, faites gonfler les raisins secs dans un bol de thé Earl Grey bien fort et brûlant.

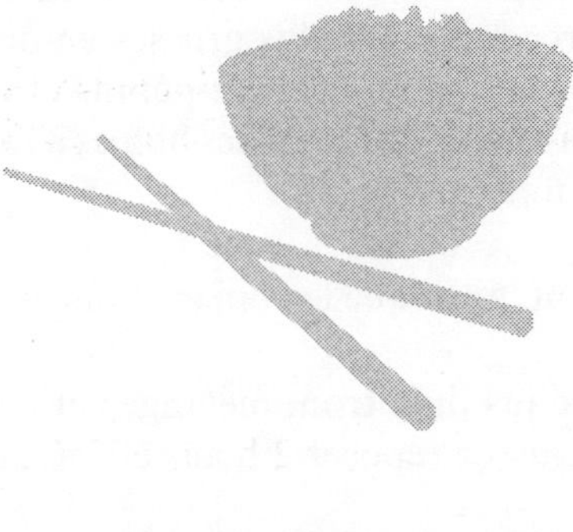

SALADE DE FRUITS « TUTTI KONNYAKI » D'ÉTÉ

★

Pour 6 à 8 personnes • Prép. : 10 min • Cuisson : 1 min • Repos : 2 h

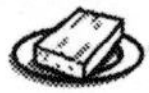

- ½ bloc de konjac (blanc)
- 12 abricots
- 3 nectarines jaunes
- 2 poignées de cerises
- 1 petite barquette de fraises
- 1 petit melon
- 1 c. à s. d'amandes effilées
- ½ citron

Égouttez le konjac et rincez-le sous un filet d'eau froide. Plongez-le 1 min dans une casserole d'eau frémissante puis égouttez à nouveau. Coupez-le en tout petits dés.

Rincez les fruits et séchez-les soigneusement. Coupez les abricots en deux. Dénoyautez les cerises. Dénoyautez les nectarines et coupez la chair en dés. Détachez la queue des fraises et recoupez les plus grosses en deux ou en quatre. Ouvrez le melon, ôtez les pépins et coupez la chair en dés, ou mieux, faites-en des boules à l'aide d'une cuillère parisienne.

Mélangez le tout, ainsi que le konjac, dans un saladier.

Arrosez avec le jus du citron, mélangez et couvrez de film étirable. Laissez reposer 2 h au réfrigérateur minimum, afin de permettre aux saveurs de bien imprégner le konjac.

Juste avant de servir, chauffez les amandes 1 à 2 min dans une poêle antiadhésive et parsemez-en la salade de fruits. Servez aussitôt.

Le conseil de Maître Taka

Laissez bien reposer la salade, les saveurs des fruits ont ainsi le temps de se mêler et d'imprégner le konjac. Et n'hésitez pas à la préparer en quantité : elle sera encore meilleure le lendemain.

Salade de fruits « tutti konnyaki » d'hiver

★

Pour 6 à 8 personnes • Prép. : 10 min • Cuisson : 1 min • Repos : 2 h

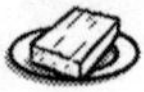

- ½ bloc de konjac (blanc)
- 1 mangue
- 3 pommes
- 1 grappe de raisin rouge
- 1 grappe de raisin blanc
- 2 poires
- 6 pruneaux
- 6 abricots secs
- 4 c. à s. de cranberries séchées (rayon fruits secs)
- ½ citron

Égouttez le konjac et rincez-le sous un filet d'eau froide. Plongez-le 1 min dans une casserole d'eau frémissante puis égouttez à nouveau. Coupez-le en petits dés.

Rincez les grappes de raisin et les pommes et séchez-les. Détachez les grains de raisin de leurs grappes. Coupez les pommes en huit, ôtez le cœur et les pépins puis recoupez-les en dés, sans les peler. Pelez les poires et taillez-les également en dés. Coupez les abricots secs en deux. Dénoyautez les pruneaux. Pelez la mangue, ôtez le noyau central puis coupez la chair en dés.

Mélangez le tout, ainsi que le konjac et les cranberries, dans un saladier. Arrosez avec le jus du citron, mélangez et couvrez de film étirable.

Laissez reposer 2 h au réfrigérateur minimum.

Le conseil de Maître Taka

Vous pouvez troquer les pruneaux contre des figues séchées, réhydratées dans du thé très chaud : elles redeviendront tendres et moelleuses. Quant aux cranberries, petites baies roses originaires d'Amérique du Nord, elles sont gorgées d'antioxydants bénéfiques à la santé et leur saveur acidulée vaut le détour !

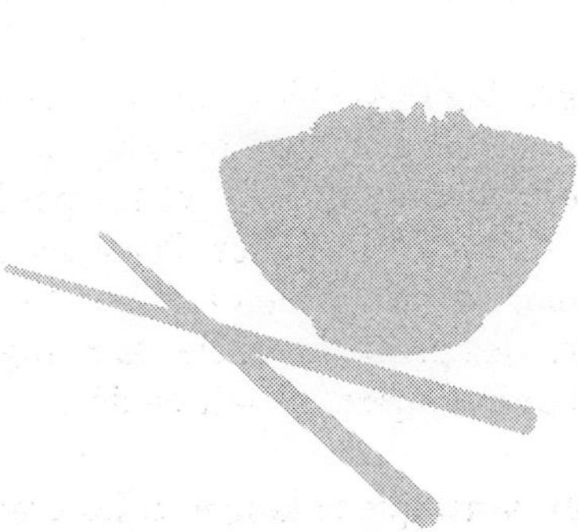

Annexes

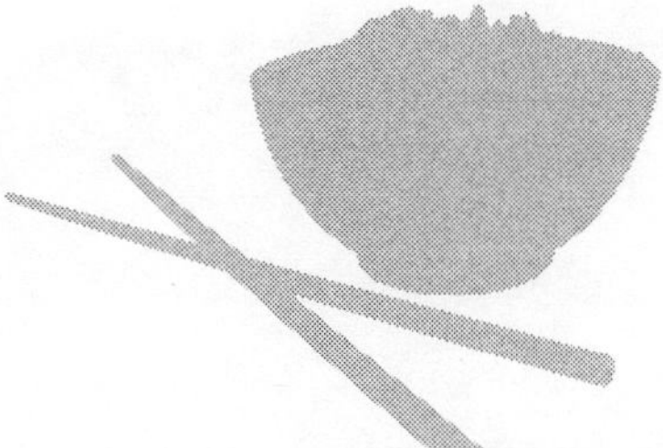

Études, sources et références

Alvarez-Manceñido F et al. Characterization of diffusion of macromolecules in konjac glucomannan solutions and gels by fluorescence recovery after photobleaching technique. *International Journal of Pharmacy*, 2006.

Anon. Evaluation of certain food additives and contaminants. Forty-sixth report of the Joint FAO/WHO Expert Committee on Food Additives. *World Health Organization Technical Reporting Service*, 1997.

Arvill A. et al. Effect of short term ingestion of Konjac glucomannan on serum cholesterol in healthy men, *Am. J. Clin. Nutr.*, 1995.

Birketvedt GS et al. Experiences with three different fiber supplements in weight reduction. *Medical Science Monitor*, 2005 .

Boban PT et al. Hypolipidaemic [sic] effect of chemically different mucilages in rats: a comparative study. *British Journal of Nutrition*, 2006.

Breitman P. et al. Impact of meal replacement viscosity on appetite and ad-libitum food consumption in normal weight adolescents *(8th Annual Canadian Diabetes Association – CDA)*, October, 2004.

Cairella M et al. Evaluation of the action of glucomannan on metabolic parameters and on the sensation of satiation in overweight and obese patients. *Clinical Therapeutics,* 1995.

Carman, R.J. et al. In vitro fermentation of konjac flour FW-KON by human fecal flora. (FMC Report No. 194-1976) from TechLab. Inc., Blacksburg, Virginia, USA. 1995.

Chen HL et al. Konjac supplement alleviated hypercholesterolemia and hyperglycemia in type 2 diabetic subjects--a randomized double-blind trial. *J Am Coll Nutr.*, 2003.

Chen HL et al. Konjac acts as a natural laxative by increasing stool bulk and improving colonic ecology in healthy adults. *Nutrition*, 2006.

Doi, K. et al. Influence of dietary fiber (konjac mannan) on absorption of vitamin B12 and vitamin E. *Tohoku J. Exp. Med.,* 1983.

Frieri G et al. Management of colonic diverticular disease. *Digestion*, 2006.

Gallaher DD et al. A glucomannan and chitosan fiber supplement decreases plasma cholesterol and increases cholesterol excretion in overweight normocholesterolemic humans. *J Am Coll Nutr.,* 2002.

Holt S. et al Effect of gel fibre on gastric emptying and absorption of glucose and paracetamol. *Lancet,* 1983.

Hopman WP et al. Glucomannan prevents postprandial hypoglycaemia in patients with previous gastric surgery. *Gut.*, 1988.

Huang CY et al. Effect of Konjac food on blood glucose level in patients with diabetes. *Biomed Environ Sci.*, 1990.

Keithley J et al. Glucomannan and obesity: a critical review. *Altern Ther Health Med.*, 2005.

Kimata H. Improvement of atopic dermatitis and reduction of skin allergic responses by oral intake of konjac ceramide. *Pediatr Dermatol.*, 2006.

Kim E et al., The relationship between viscosity of dietary fibers and their hypoglycaemic effects, *Kor. J. Nutr.*, 1996.

Kitamoto N et al. Bactericidal effects of konjac fluid against enterohemorrahgic Escherichia coli O 157:H7. *Journal of the Japanese Journal of Food Chemistry,* 2000.

Kitamoto N et al. Bactericidal effects of konjac fluid on several food-poisoning bacteria. *J Food Prot,* 2003.

Li B et al. Grain-size effect on the structure and antiobesity activity of konjac flour. *J Agric Food Chem.*, 2005.

Liu X et al. Restoring the skin from traumatism by means of collagen-konjac glucomannan-chondroitin sulfate blend film. *Sheng Wu Yi Xue Gong Cheng Xue Za Zhi*, 2005.

Livieri C et al. The use of highly purified glucomannan-based fibers in childhood obesity. *Pediatric Medicine and Surgery,* 1992.

Loening-Baucke et al. Fiber (glucomannan) is beneficial in the treatment of childhood constipation. *Pediatrics,* 2004.

Lu XJ et al.. Effect of Amorphophallus Konjac oligosaccharides on STZ-induced diabetes model of isolated islets. *Life Sci.,* 2002.

Mao CP et al. Effects of konjac extract on insulin sensitivity in high fat diet rats. *Acta Pharmacol Sin.*, 2002.

Marsicano LJ et al. Use of glucomannan dietary fiber in changes in intestinal habit. *G E N,* 1995.

Martino F et al. Effect of dietary supplementation with glucomannan on plasma total cholesterol and low density lipoprotein cholesterol in hypercholesterolemic children. *Nutr Metab Cardiovasc Dis.,* 2005.

Matsuura Y.Degradation of konjac glucomannan by enzymes in human feces and formation of short-chain fatty acids by intestinal anaerobic bacteria. *J Nutr Sci Vitaminol.,* 1998.

McCarty M.F., Glucomannan minimizes the postprandial insulin surge : a potential adjuvant for hepatothermic therapy. *Med. Hypotheses*, 2002.

Nishinari, K. Et al. Review of the physicochemical characteristics and properties of konjac mannan. *Food Hydrocolloids,* 1992.

Niwa T et al. Cis-N-(p-Coumaroyl)serotonin from Konnyaku, Amorphophallus konjac K. Koch. *Biosci Biotechnol Biochem.*, 2000.

Passaretti S et al. Action of glucomannans on complaints in patients affected with chronic constipation: a multicentric clinical evaluation. *Ital J Gastroenterol.*, 1991.

Pittler MH et al. Dietary supplements for body-weight reduction: a systematic review. *American Journal of Clinical Nutrition,* 2004.

Reffo G.C. et al., Double-blind evaluation of glucomannan versus placebo in postinfarcted patients after cardiac rehabilitation. *Curr. Res. Ther.*, 1990.

Shilpi JA et al. Analgesic activity of Amorphophallus campanulatus tuber. *Fitoterapia,* 2005.

Shima K et al. Effect of dietary fiber, glucomannan, on absorption of sulfonylurea in man. *Hormone and Metabolic Research,* 1983.

Shimizu H et al. Effects of dietary konjac mannan on serum and liver cholesterol levels and biliary bile acid composition in hamsters. *Journal of Pharmacobiodynamics,* 1991.

Staiano A et al. Effect of the dietary fiber glucomannan on chronic constipation in neurologically impaired children. *J Pediatr.,* 2000.

Terasawa et al. Thc effect of Konjac flour on the blood Lipids in elderly subjects. *Eiyogaku Zasshi,* 1979.

Vanderbeek PB et al. Esophageal obstruction from a hygroscopic pharmacobezoar containing glucomannan. *Clinical Toxicology (Philadelphia)*, 2007.

Vido L et al. Childhood obesity treatment: double blinded trial on dietary fibres (glucomannan) versus placebo. *Padiatr Padol.*, 1993.

Vita P.M. et al. Chronic use of glucomannan in the dietary treatment of severe obesity. *Minerva Med.*, 1992.

Vuksan et al. Konjac-mannan (glucomannan) improves glycemia and other associated risk factors for coronary heart disease in type 2 diabetes. A randomized controlled metabolic. *Diabetes Care*, 1999.

Vuksan V. et al. Three-week consumption of a highly viscous dietary fiber blend results in improvements in insulin sensitivity and reduction in body fat (64th Annual Meeting of the American Diabetes Association, 2004).

Vuksan V et al. Beneficial effects of viscous dietary fiber from konjac-mannan in subjects with the insulin resistance syndrome: results of a controlled metabolic trial. *Diabetes Care,* 2000.

Vuksan V et al. Konjac-Mannan and American ginsing: emerging alternative therapies for type 2 diabetes mellitus. *J Am Coll Nutr.,* 2001.

Walsh D.E. et al. Effect of glucomanan on obese patients : a clinical study. *Int. Obes.,* 1984.

Wang B et al. Konjac glucomannan-collagen-chitosan blend films. *Sheng Wu Yi Xue Gong Cheng Xue Za Zhi,* 2006.

Wu J et al. Comparison of hypolipidemic effect of refined konjac meal with several common dietary fibers and their mechanisms of action. *Biomedical and Environmental Science,* 1997.

Xiu JH et al.Molecular identification and genetic diversity in Konnyaku's soft rot bacteria. *Wei Sheng Wu Xue Bao,* 2006.

Yeh SL et al. Inhibitory Effects of a Soluble Dietary Fiber from Amorphophallus konjac on Cytotoxicity and DNA Damage Induced by Fecal Water in Caco-2 Cells. *Planta Med.,* 2007.

Yoshida M et al. Effect of plant sterols and glucomannan on lipids in individuals with and without type II diabetes. *Eur J Clin Nutr.,* 2006.

Zhang MY et al. The effect of foods containing refined Konjac meal on human lipid metabolism. *Biomed Environ Sci.,* 1990.

Zhang Y et al. Study on preparation of konjac glucomannan-hydroxypropyl methyl cellulose compression coated tablets for colonic delivery and in vitro release. *Zhongguo Zhong Yao Za Zhi,* 2006.

Info technique

Pour alimenter la conversation pendant un dîner

Le glucomannane possède le poids moléculaire le plus lourd connu à ce jour. Il se situe entre 200 000 et 2 000 000 Daltons. C'est l'unité de mesure consacrée. 1 Dalton correspond à la masse d'un atome d'hydrogène (soit 1,66 ´ 10-27 kg). Rien à voir avec les Dalton, mais plutôt avec John Dalton (1766-1844), inventeur de la théorie atomique de la matière. Le Dalton (Da) = unité de masse atomique (UMA).

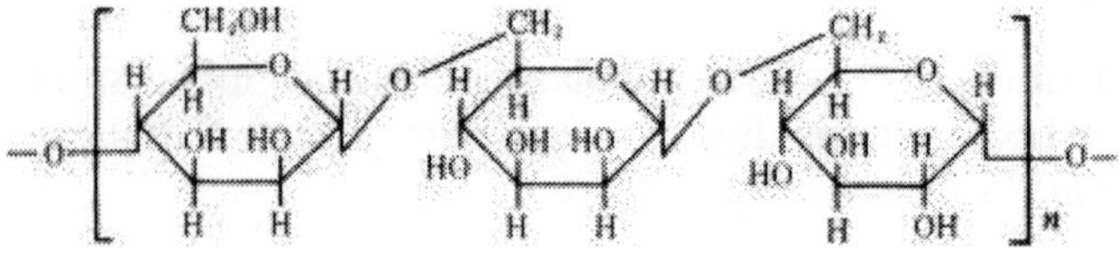

Structure moléculaire du glucomannane extrait du konjac

Statut réglementaire du konjac

EUROPE
Approuvé par l'Union Européenne # L295127, E-425
Listé sous E425, Annex V, food additives, 1998, UE

USA – CANADA
Approuvé par la FDA comme Généralement reconnu comme bon pour la santé.
Health Canada l'a approuvé comme un ingrédient dans l'alimentation au Canada.
Listé sur le FCC (Food chemical codex), 4e édition, 1996, États-Unis.

Bonbons à l'E 425 interdits

En raison de sa capacité à gonfler en présence de tout liquide, et suite à divers accidents malheureux survenus à l'étranger (Outre-Atlantique, Australie, Asie), le konjac sous forme d'additif est interdit depuis des années dans les bonbons (et préparations du même type) gélifiés. Le risque était que les confiseries, en restant « coincées » dans la gorge, provoquent un étouffement. La forme particulière de ces bonbons les rendait dangereux car ils avaient tendance à se glisser facilement dans les anfractuosités de la gorge. À l'époque des drames, ils étaient présentés sous forme de petites coupelles de gelée transparente (15 g), en sachets dans des bocaux de plastique transparent, sous l'appellation « gelée de konjac » ou « mini gelée » suivie de l'aromatisation : « au parfum de noix de coco », « au goût de thé vert » ou autre « aromatisée aux fruits ». Le 17 décembre 2001, la DGCCRF a lancé le rappel de ces produits en France (autrement dit les clients devaient les rapporter au magasin ou les détruire, mais pas les consommer), puis les a interdits.

Aujourd'hui, aucun problème, une consommation 100 % sûre !

Ce problème est rigoureusement impossible avec les produits actuellement sur le marché car, selon la DGCCRF, les concentrations sont très différentes et la présentation n'entraîne aucun risque d'étouffement.

Il va sans dire que les recettes que nous vous proposons dans ce livre ne présentent aucun risque. Nous mentionnons juste ce passage sur les bonbons gélifiés pour remettre quelques pendules à l'heure, car certaines rumeurs courent encore à ce sujet. Non, le konjac ne présente aucun danger ; non, il n'est en aucun cas interdit dans la liste des additifs, et encore moins sous forme alimentaire comme le konnyaku ! Et aux États-Unis ou au Japon, pays ultra stricts au niveau de la sécurité alimentaire, on trouve du konnyaku partout – surtout en Asie, bien sûr, pour les Américains, cette chose curieuse reste tout de même un produit exotique ! S'il y avait le moindre doute sur son innocuité, les autorités compétentes l'auraient purement et simplement interdit depuis longtemps. Or, c'est l'un des aliments santé les plus anciens au Japon ! Et on le trouve dans l'Hexagone aussi bien sous forme d'additifs que de poudre (en gélules, en pharmacie) ou d'aliment.

D'autres additifs interdits de bonbons

Soit dit en passant, ce risque d'étouffement existe avec bien d'autres bonbons et tout autre objet (perles...) ou aliment (cacahuètes...) porté à la bouche par les enfants, les médecins et les parents le savent bien ! Les autorités aussi, d'ailleurs, qui ont également interdit le 21 février 2002 les additifs E 400 (acide alginique), E 401 (alginate de sodium), E 402 (alginate de potassium), E 403 (alginate d'ammonium), E 404 (alginate de calcium), E 406 (agar-agar), E 407 (carraghénanes) et E 407a (algues *euchema* traitées) dans les confiseries. Tous sont des épaississants et gélifiants d'origine naturelle (en général, des algues), ne présentant aucun risque mais ayant l'inconvénient de « trop bien faire leur travail », donc écartés des bonbons par précaution !

[illegible] semaine [illegible], en dehors du kom[illegible]. Le patient [illegible] A[illegible]. [illegible] pour les [illegible] [illegible] [illegible] sur son [illegible] [illegible] [illegible] [illegible] [illegible] que [illegible] [illegible] ou [illegible]

[illegible] de bonbons

[illegible] bien d'autres bonbons [illegible] autre objet [illegible] Tout à fait [illegible] à la bouche par les enfants [illegible] et les adultes [illegible] [illegible] qui sont également interdits [illegible] 2012 [illegible] [illegible] [illegible] [illegible] [illegible] [illegible] [illegible] [illegible] d'origine [illegible] général [illegible] [illegible] [illegible] [illegible]

Table des matières

DES MÊMES AUTEURS,
AUX ÉDITIONS LEDUC.S

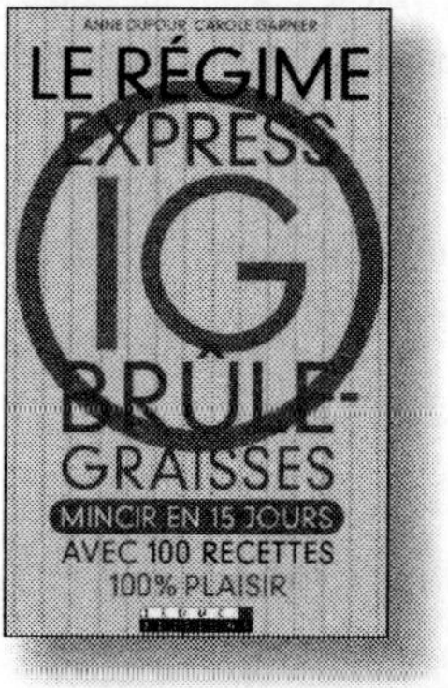

Le régime express IG brûle-graisses

Voici le premier régime combinant **l'Index Glycémique bas** (la nouvelle référence en matière de nutrition) et **les aliments brûle-graisses.**

• En première partie de ce livre, vous apprendrez en quelques pages à jongler avec les aliments autorisés et à éviter les autres, à choisir les bons modes de cuisson et à adopter les astuces culinaires qui font fondre.

• En deuxième partie, retrouvez **100 recettes archi-simples à réaliser en 15 minutes maxi.** Entrées, plats, desserts... pas besoin de bouleverser vos habitudes alimentaires ou de vous ruiner la santé et le porte-monnaie pour perdre du poids. Toutes les recettes sont **équilibrées**, **gourmandes** et **économiques**. Elles donnent envie de se mettre sans attendre au régime.

Les aliments IG bas + brûle-graisses = les meilleurs alliés minceur et santé !

INCLUS : des exemples types de menus IG brûle-graisses, des conseils pour se simplifier la vie et la table IG des aliments les plus courants.

Collection : POCHES
ISBN : 978-2-84899-151-1

Format : 11 x 17,8 cm
Pages : 160

DES MÊMES AUTEURS, AUX ÉDITIONS LEDUC.S

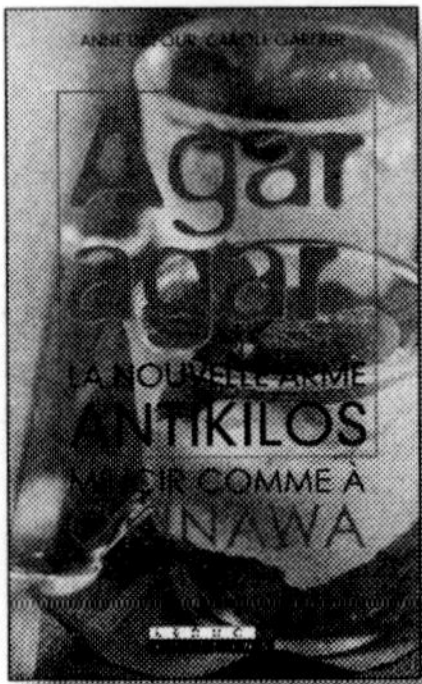

Agar-agar : la nouvelle arme antikilos

C'est quoi l'agar-agar ?

Extrait d'une petite algue rouge, l'agar-agar est un gélifiant végétal naturel aux propriétés extraordinaires. Il fait partie des aliments favoris de l'île d'Okinawa au Japon (réputée pour ses centenaires) et connaît un énorme succès, chaque printemps, auprès des Japonaises qui désirent perdre du poids vite, bien et sans aucun risque pour la santé.

Les raisons de ce succès ? L'agar-agar, présenté le plus souvent sous forme d'une poudre blanche inodore, sans goût et bon marché :

- apporte 0 calorie ;
- gonfle dans l'estomac et coupe naturellement l'appétit ;
- évite les fringales ;
- piège mauvaises graisses et sucres ;
- fait baisser le taux de cholestérol et de triglycérides.

Ce livre vous donne tous les conseils pratiques pour profiter de l'agar-agar au quotidien et propose **40 recettes goumandes, légères et inratables.**

Flans, aspics, terrines, bavarois, mousses, glaces, confiture… Préparez des plats délicieux avec les produits du supermarché du coin ou bien découvrez pour chaque recette les variantes « Okinawa » !

Tout ce que vous devez savoir sur la « Seaweed Diet » ou « Régime Agar-agar » est dans ce guide !

Collection : POCHES
ISBN : 978-2-84899-168-9

Format : 11 x 17,8 cm
Pages : 192

Des mêmes auteurs, aux Éditions Leduc.s

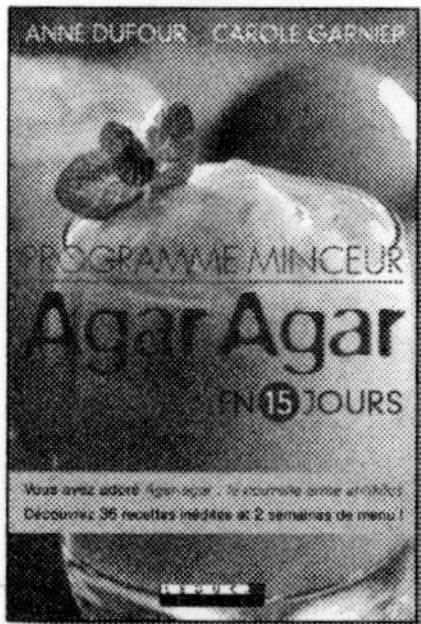

Programme minceur Agar-agar en 15 jours

Après le succès de l'*Agar-Agar : la nouvelle arme antikilos*, Anne Dufour et Carole Garnier ont élaboré 3 programmes minceur individualisés à base d'agar-agar, ce gélifiant végétal naturel antikilos.

Choisissez le vôtre selon vos disponibilités, vos envies, vos besoins personnels.

Vous êtes paresseuse ou nulle en cuisine ?
- Choisissez le programme 1 : Agar-Agar boisson magique

Vous êtes gourmande et aimez cuisiner ?
- Optez pour le programme 2 : Agar-Agar dans ma cuisine

Vous êtes une vraie courageuse ?
- Préférez le programme 3 : Agar-Agar remise en forme. Avec un peu plus d'exercice physique pour se remuscler en bonus !

Chaque jour pendant **2 semaines**, ce guide vous accompagne du petit déjeuner au dîner, même pendant vos courses, et vous propose de faire le point tous les soirs sur votre régime. Un vrai coach minceur qui ne vous laissera pas tomber !

INCLUS : l'abécédaire de l'agar-agar pour tout savoir sur cette petite algue magique + 36 recettes inédites, salées et sucrées, délicieuses et faciles à réaliser + des conseils pour ne pas reprendre vos kilos.

Collection : SANTÉ
ISBN : 978-2-84899-221-1
Format : 13 x 19,3 cm
Pages : 254

Impression réalisée sur Presse Offset par

CPI
Brodard & Taupin

La Flèche (Sarthe), le 01-04-2008
46837 – Dépôt légal : avril 2008
Imprimé en France